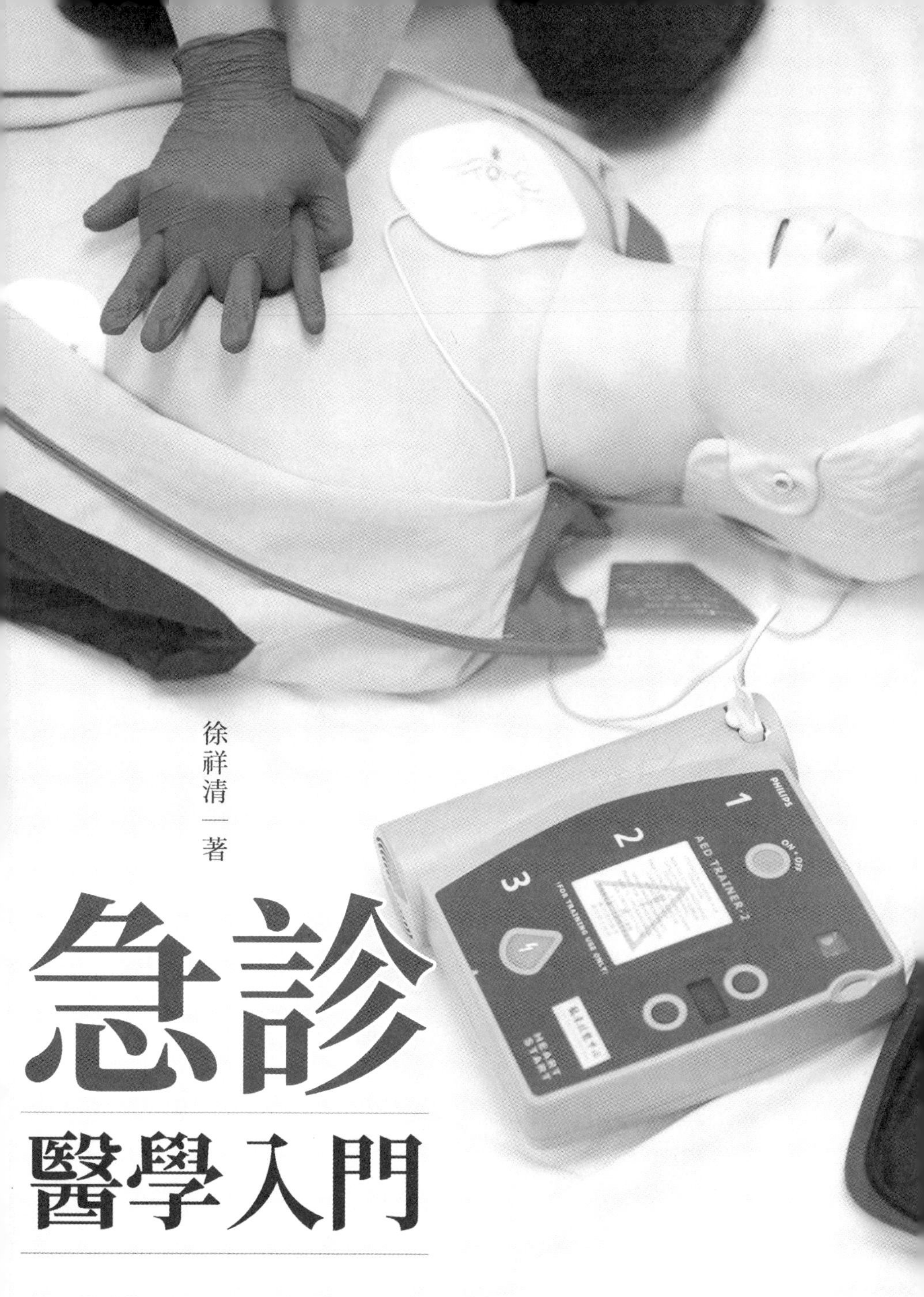
PHILIPS
1
2
3
ON • OFF
AED TRAINER-2
FOR TRAINING USE ONLY
HEART START

徐祥清 著

急診醫學入門

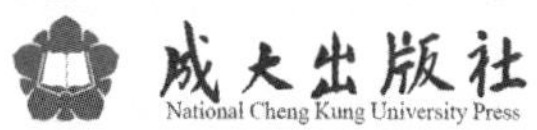
成大出版社
National Cheng Kung University Press

目錄

第 3 章 檢傷分類與作業方式

第 4 章 基本救命術

第 8 章　呼吸與呼吸道處置

第 9 章　急診醫學實習

推薦序一

大六的你們將進入急診實習三週。醫學院即將畢業，之後考取執照進入PGY職涯責任將會更重，因此得好好把握醫六急診實習時間。昨天的orientation，急診部資深主治醫師介紹了實習注意事項，今天你在中症區，八點白班的主治醫師手上有30位大夜留下的病人，預計整個白班還會有30-50位新病人，因此每位舊病人只有不到1分鐘的時間交接班，交班的節奏、內容、邏輯，和病房有很大差異。八點四十分，已經陸續進來幾位新病人，老師拿了一個板夾說，這個病人你先去接，等一下一起討論開醫囑。

這是成大學醫學系六年級實習醫學生在急診的場景。實習期間他們必須親自完成40位病人的問診、身體檢查，包括10種常見急診重要主訴，並學習開立醫囑及處置。過去七年制時，六年級來急診是很有趣的，10天見習可以認識檢傷分類、穿脫防護衣、醫學模擬、複習BLS、預習ACLS、呼吸道緊急處置、毒物學、災難醫學、公共衛生議題、消防隊教官帶領到院前救護程序及設施、自己尋資料，發揮創意，發表急診醫學的各種議題，並且不用接觸太多病人，因為到了七年級，即將有內科急診、外科急診實習，在超過一個月甚至兩個月時間裡，有充分的時間接到各種病人，新手靠經驗變老手，多做就對，過去每位成大後醫系或七年制醫學系同學，都擁有不錯的處理急診病人基本能力。

但是到了六年制的醫學系，必須在短短的三週急診訓練中，學習到必要的知識、技能以及態度，來具備成為有執照的PGY醫師時必須的能力，這對於老師及同學都是很大的挑戰。80項核心技能，由急診學科主責包括：檢傷分類、基本的急救、進階的急救、呼吸道的基本處置。另外學生需要了解在急診時，如何開立處方、溝通能力（包括與高齡與兒童病患溝通的能力）、提供病人衛教的能力、搜尋及選取正確醫療資訊的能力、口述報告的能力、以及書寫記錄的能力。因此當初在6年制開始實習的前一年，成大急診醫學科負責實習醫學生的教師們，每個月不斷的密集開會討論、設計課程、修正課程，希望讓同學在短短的三週內有所收穫，並了解急診醫學特有的次專長與專業領域，包括災難醫學、到院前救護、毒化災、醫學模擬以及社會安全網相關議題。

徐祥清醫師編寫的這本《急診醫學入門》，就是要鼓勵及協助學生，除了醫療工作嚴謹的本質外，更能去發現學習的樂趣，引領學生進入急診醫學知識、技能、態度、思考的專業領域。我們根據過去二十年急診實習醫師訓練的經驗以及國外相關教育 域與未來執業相關的實證來進行醫六急診醫學實習、教學及課程設計。在實習期間，學生將在有經驗的急診醫師的指導下工作，積極參與急症病患以及外傷病人診斷、照顧、醫療決策，不斷學習，替未來的醫療執業打下堅實的基礎。

作為臨床醫學的老師，急診部主治醫師們致力為我們的醫學生和住院醫師提供最好的教育與訓練，協助他們成為有能力履行責任、明確的職涯目標、兼具專業及倫理素養的醫療人員。

成功大學醫學院急診學科教授

紀志賢醫師 2023.07.26

推薦序二

急診醫學是綜合各臨床科的緊急醫療照護的一門專業，醫療團隊從病患到院前、抵院後的種種細節處理，是需要一個縝密嚴謹的標準處理程序及醫療專業團隊照護，病患方能得到良好的醫療品質及甚至攸關危急病患的生命拯救，所以急診醫學的訓練對醫護人員是相當重要且複雜，但初學者往往不知從何開始學習。

醫學系課程本就繁複，全國醫學系醫學教育的改制自102學年度起入學之大學醫學生及104學年度起入學之學士後醫學系之醫學生，七年制改為六年制，醫學生的臨床醫學實習是在醫學系五、六年級及學士後醫學系三、四年級。這樣的改制在整個醫學系的課程安排其實是經過很大的衝擊和變革，急診醫學在成大醫學系是規劃在六年級三個星期的實習課程，其課程內容、課程目標、及希望醫學生達成的基本能力等等，醫學系急診學科已有很好的規劃，學生以「學習」為主體，但在臨床指導老師的指導監督下，可以從做中學（learning by doing），更加上「夜間實習」，讓醫學生可以了解及學習24小時的各種急診醫療情況和處置。

但是醫涯浩瀚，學生要在三週內熟悉急診醫學幾乎是不可能。徐祥清醫師是醫學系急診學科助理教授及醫院急診專科主治醫師，專心投入急診醫學教學多年，多次得到成大醫學系、院、校級優良、傑出教師，其將累積多年急診醫學教學經驗，彙整教材，編輯成冊——《急診醫學入門》，本書中從急診醫學概論、到院前緊急醫療介紹、檢傷分類與作業方式、基本急救（basic life support, BLS）、高階急救（advanced life support）、模擬情境教學（simulation education）、個案報告（student presentation）、團隊合作（teamwork）及醫學生在急診醫學實習時的應注意事項等等，在書中都有很有條理的闡述，在每章後也附有簡單的小測驗（quiz），稍微停下來檢視一下自己的學習成效。因此本書可說是對於需至急診醫學實習或有興趣急診領域的醫學生，極好的入門指引手冊（survival guide）。

當然，急診醫學充滿許多不一樣的場景與挑戰，實際臨場的處理往往需要累積許多的臨床經驗，除了臨床老師的指導帶領學習，學生「以病人為師」的主動學習，在情況多變的急診室，團隊合作和有效溝通更是重要，才能達到「以人為本」的醫療照護本質與目標。在此誠摯的推薦徐祥清老師累積多年在成大醫學系急診教學經驗，費心編輯的《急診醫學入門》一書，希望同學在急診實習時，能很快的進入團隊狀況，快樂的學習！

成大醫學系系主任

謝式洲

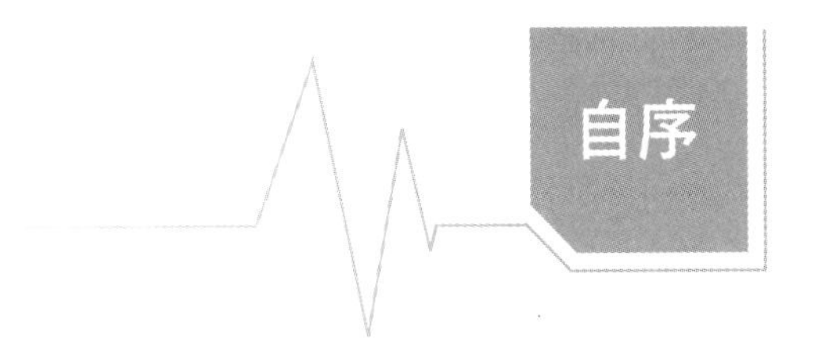

自序

醫學教育是國家養成未來成為具有醫術與品德的醫療從業人員的重要環節，完善周延的實習訓練乃是不容或缺之部分；良好實習制度的建立則主要攸關實習醫學生的權益及安全，同時也是教學醫院的責任與使命，亦是教學醫院主治醫師的責任、病人安全及實習醫學生的義務與權利。

然而在民國105年6月6日教育部函送「大學校院辦理新制醫學系醫學生臨床實習實施原則」的內容中提及，新制醫學學生，即自102學年度起入學之大學醫學生及104學年度起入學之學士後醫學系之醫學生，將由七年制醫學教育改為六年制醫學教育。醫學系五年級、六年級及學士後醫學三年級、四年級之醫學生為**臨床醫學實習**，考量新制醫學課程規劃（包括實習課程）與舊制顯然不同，且更加強調新制臨床實習係以「**學習**」為主體，為確保醫學生實習權益，在實習的課程安排上增加夜間實習，所謂夜間實習是在實習機構之臨床指導老師的指導及監督下進行，但仍同時須兼顧學校與醫院的彈性課程安排，以利學生生活安排。**在急診醫學教育**

上著重於整合學生在臨床上所累積的經驗，因此，在國外四年制的醫學教育中，急診醫學往往都被安排在第四年進行。而急診醫學的特色在於初步的診斷疾病、穩定病況危急的個案、隨時與主治醫師的回報，甚至各科或各領域之間的整合與協調等，如此不同於其他臨床科別的屬性特質，使得急診醫學在醫學生在校教育中扮演相當重要的角色。

作者從新舊制急診醫學的分析與考量，累積教學實踐研究計畫的過程、並獲得教育部年度績優計畫的經驗中，將醫學生所需在急診中必須習得知識與經驗稍作整理，以期望能夠對未來須至急診醫學實習與有興趣急診領域的醫學生們有所幫助。

第 1 章

急診醫學概論

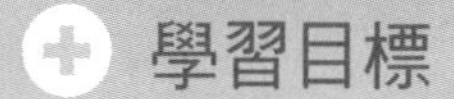

學習目標

- 急診醫學改革的來源
- 急診醫學的基本能力
- 急診醫學的課程設計
- 急診醫學的課程內容
- 模擬醫學教育

前言

醫學教育是國家養成未來成為具有醫術與品德的醫療從業人員的重要環節，完善周延的實習訓練乃是不容或缺之部分；良好實習制度的建立則主要攸關實習醫學生的權益及安全，同時也是教學醫院的責任與使命，亦是教學醫院主治醫師的責任、病人的安全及實習醫學生的義務與權利等。在本章節中我們將了解急診醫學改革的前後與說明未來的展望。

第一節
急診醫學發展的簡史

幾個世紀以來，醫生被要求為病人提供緊急醫療照護，然而在醫學界，急診醫學的正式專業還相對年輕，急診醫學的發展可能與許多其他更傳統的醫學和外科專業不同。就急診醫學而言，公眾需求比科學探究更能推動該專業的形成和發展。在20世紀50年代和60年代，隨著越來越多的醫生尋求專科培訓，全科醫師的數量開始下降；醫院也正變得更加現代化和技術先進。這些因素，連同二戰後不斷變化的人口和社會條件，公眾越來越依賴醫院急診科提供意外傷病的醫療服務，但不幸的是，在當時尚無提供高質量急救護理的統一系統，因此，年輕的內科和外科住院醫師或受訓醫師在許多醫院必須作為急診科的配備人員，很少或根本沒有主治醫生。這些醫生中的大多數人並不具備必要的臨床技能來妥善處理日益複雜的求醫病例，以致醫生的人員配備模式不足以跟上不斷增加的傷病患數量。

變革始於1960年代初期，當時一群醫生離開了各自的診所，將全職工作投入到急診科傷病患的護理中。1961年，由醫學博士James Mills領導的4名醫生在維吉尼亞州的亞歷山大醫院（Alexandria Hospital）開始了第一個全職急診醫學實踐；同年，由23名社區醫生組成的小組，於密西根州龐蒂亞克綜合醫院（Pontiac General Hospital）的全天候急診科服務；到了1960年代末，已有數百名「急診醫生」在全國各地執業。1968年，醫學博士John Wiegenstein和其他7位全職急診醫師創立了美國急診醫師學會（the American College of Emergency Physicians, ACEP），這是第一個專業醫學協會。同年，在第一次全國會議上，ACEP被確認為國家急救醫學組織。第一個急診醫學住院醫師培訓項目於1970年在辛辛那提大學成立；同年，大學急診醫學協會（the University Association of Emergency Medical Service, UA/EMS）由從事急診醫學工作的醫學院教員創立，隨後於1975年成立了急診醫學教師協會（Society of Teachers in Emergency Medicine, STEM）。UA/EMS和STEM這兩個組織於1989年合併成為學術急救醫學協會（Society for Academic Emergency Medicine, SAEM），也就是目前主要的促進研究和急診醫學教育的學術組織。

在臺灣，胡勝川教授於1994年11月號召當時在急診服務的先進發起成立「中華民國急診醫學會」，開始擬定急診專科醫師的訓練課程及甄審方式，並積極推動急診醫學成為署定專科。1995年1月17日，日本發生阪神大地震，緊急醫療救護開始受到重視。在回應社會需求及急診先進的催生下，同年7月立法院三讀通過我國的《緊急醫療救護法》，明定在緊急傷病現場、送醫途中及到院後之緊急醫療服務的相關規範，奠定了實施到院前救護的法源基礎。在急診醫學會大力推動及當時衛生署詹啟賢署長的支持下，於1998年1月認定急診專科醫師為署定專科醫師，並成立「急診醫學科專科醫師甄審委員會」辦理專科考試，甄選投入急診醫療的專業人才。

第二節
急診醫學改革的來源

民國105年6月6日教育部函送「大學校院辦理新制醫學系醫學生臨床實習實施原則」的內容中提及，新制醫學學生，即自102學年度起入學之大學醫學生及104學年度起入學之學士後醫學系之醫學生，將由七年制醫學教育改為六年制醫學教育（圖1-1）。醫學系五年級、六年級及學士後醫學三年級、四年級之醫學生為**臨床醫學實習**，考量新制醫學象課程規劃（包括實習課程）與舊制顯然不同，且更加強調新制臨床實習以「**學習**」為主體，為確保醫學生實習權益，在實習的課程安排上更加上夜間實習，所謂夜間實習是在實習機構之臨床指導老師之指導及監督下進行，但同時兼顧學校與醫院的彈性課程安排，在時間上每週以不超過一次為原則，倘過夜實習者，亦須顧及隔日實習內容，以兼顧學生的生活安排。

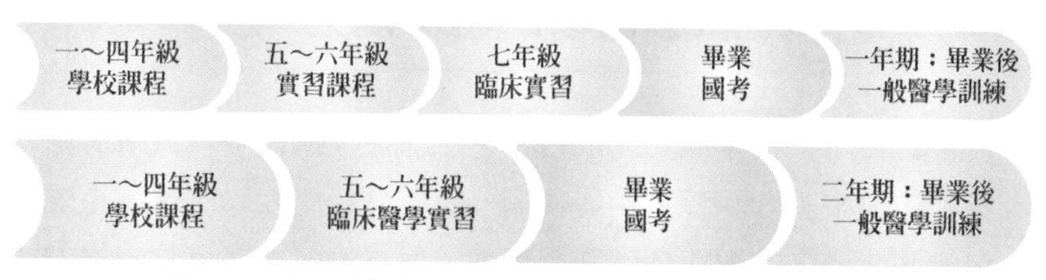

圖1-1　七年制（舊制）與六年制（新制）的比較

資料來源：大學校院辦理新制醫學系醫學生臨床實習實施原則（https://ctld.ncku.edu.tw/var/file/47/1047/img/3391/187887459.pdf）

對於102學年度後入學之大學醫學生及104學年度後入學之學士後醫學系之醫學生而言，第六年臨床醫學實習的階段充滿了不確定性，相較於學長少一年實習醫學生（intern）的臨床經驗的累積，另外同時得面對同樣的畢業國考，包括筆試與客觀結構式臨床技能測驗（Objective Structured Clinical Examination, OSCE），充滿疑問與不安。對臨床老師而言，不同程度學生的指導卻要求有同等的畢業程度與接受考試的評估與能力，也是一種挑戰與能力。

在急診醫學教育著重於整合學生在臨床上所累積的經驗，因此，在國外四年制的醫學教育中，急診醫學往往都被安排在第四年進行。而急診醫學的特色在於，根據以往在不同臨床學科所學到知識去診斷為不同分科的病患、穩定病況危急的個案、隨時與主治醫師的回報，甚至各科或各領域之間的整合與協調等，如此不同於其他臨床科別的屬性特質，使得急診醫學在醫學生在校教育中扮演相當重要的角色。也因此，課程設計的優劣，也在在影響學生在畢業後進入醫療環境中是否能夠適應如此大且複雜的醫療生態環境——也就是團隊合作的能力，這不只是單純的課程與考試可以達到的。

第三節
急診醫學的基本能力

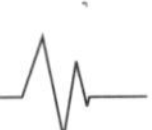

急診醫學的初學者之學習目標，主要是根據醫事人員所需之六大核心價值來設計課程主軸與內涵。而根據新制六年制醫學系醫學生畢業基本能力之臨床技能評估標準，在急診醫學科之三周實習，應達成以下之基本能力：

1. 檢傷分類（Triage of patients）。
2. 基本的急救（Basic life support, BLS）。
3. 高階的急救（Advanced life support, ACLS）。
4. 呼吸道的基本處置（Basic airway management）。
5. 死亡確認（Confirmation of death）。

6. 開立處方（Write a prescription）。
7. 溝通能力（包括與高齡與兒童病患溝通的能力）（Communication skills）。
8. 提供病人衛教的能力（Patient education）。
9. 搜尋及選取正確醫療資訊的能力（Literature appraisal）。
10. 口述報告（Presentation）的能力（Bedside and conference）。
11. 書寫的能力（Documentation）。

急診醫學內容不只這些，在急診實習的三周內其實時間相對有限，在臨床上如果有遇到相關個案，期望能達成以下相關之基本能力：

12. 能夠以初步評估及二度評估的方式來處理急診的病患。
13. 能夠說出到院前緊急救護的運作概況及其重要性。
14. 能夠說出遇到毒物、生物、化學災害時的自我保護措施。
15. 了解急診醫學倫理及相關法律的問題。
16. 培養醫療專業特質（同理心、責任感、人際關係……）。
17. 培養六大核心能力，包括病患照顧（Patient Care）、醫學知識（Medical knowledge）、臨床工作中的學習及改善（Practice-based learning and improvement）、人際關係與溝通技巧（Interpersonal and communication skills）、專業素養（Professionalism）、制度下的臨床工作（system-based practices）。

急診醫學與其他臨床有關之相關實習課同樣，建議應先完成基本的生理、解剖等基本課程後才修習。此外，由於急診醫學設計於醫學生六年級時期修習，對於五年級的課程亦須同時做整合，因此預計投入的相關設施包括CPR模擬假人、自動體外電擊去顫器（AED）、固定搬運器材、模擬假人等等所有緊急救護所需之設備，應盡可能與臨床技能中心配合協助。課程教師在課程開始前，事先進行教學會議擬定每堂課的教學目標、教學內容、教學方法與採用評量方式；一般講課影片可由授課教師直接錄製，而操作示範性環景影片則由所有教師討論腳本與撰寫劇本拍攝剪輯錄製。

第四節
急診醫學的課程設計

以舊課程類型來講，主要可分為如表1-1：

表1-1　急診醫學課程類型分類

評估項目	評估內容
臨床見習	平時表現主要包括下列能力向度：學習態度與醫學特質，人際關係（與其他醫師、臨床相關工作同仁及病人），病史詢問與身體評估及檢查，向醫師報告，運用臨床推理，醫學知識，病歷記錄，臨床處置的參與及技術，臨床工作，其他（其他事項或護理人員意見）。
急救技術操作	基本救命術操作（BLS）、復甦姿勢操作、成人哈姆立克 急救法維持呼吸道的方法：口咽、鼻咽呼吸道 袋瓣罩（Bag-Valve-Mask）操作 電擊去顫操作、心臟整律術操作、心電圖監視器的裝設 幼兒基本救命術操作、嬰兒異物阻塞處理急救操作
模擬情境	情境演練的方式來模擬急診實際情況的考試，讓學生實際操作如何處理病患，以了解其學習的成效。
學習回饋	討論方式將以焦點團體方式（Focus Group）進行，課程結束後將進行實踐。
個案報告	臨床的個案分析與討論

資料來源：國立成功大學醫學院附設醫院急診部，《實習醫學生（Clerk）教學訓練計畫書》。

對於技術項目，各項臨床技能評估標準Level 1至Level 5以參考2009年Netherlands Framework修訂之標準，學生根據程度不同也給予訂定標準（圖1-2）。

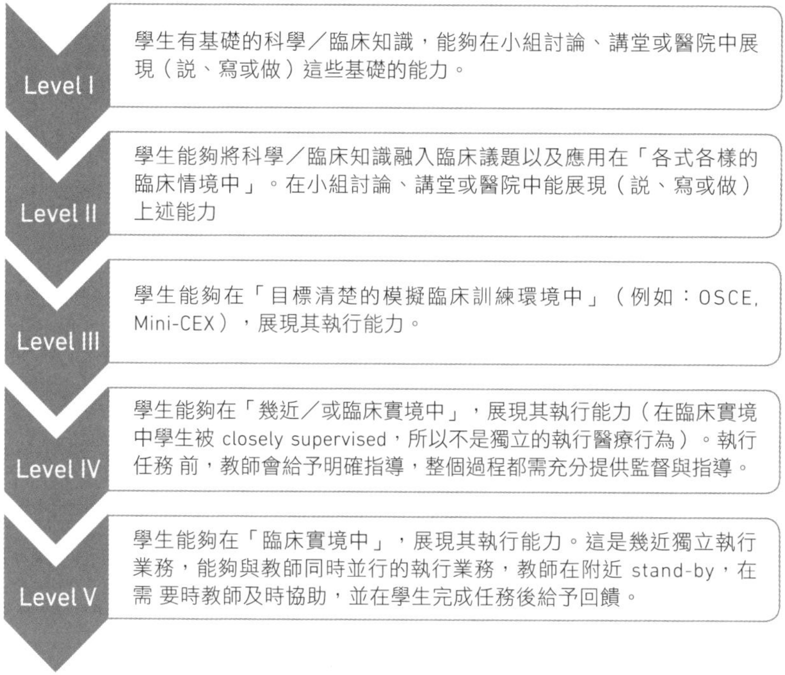

Level I
學生有基礎的科學／臨床知識，能夠在小組討論、講堂或醫院中展現（說、寫或做）這些基礎的能力。

Level II
學生能夠將科學／臨床知識融入臨床議題以及應用在「各式各樣的臨床情境中」。在小組討論、講堂或醫院中能展現（說、寫或做）上述能力

Level III
學生能夠在「目標清楚的模擬臨床訓練環境中」（例如：OSCE, Mini-CEX），展現其執行能力。

Level IV
學生能夠在「幾近／或臨床實境中」，展現其執行能力（在臨床實境中學生被 closely supervised，所以不是獨立的執行醫療行為）。執行任務 前，教師會給予明確指導，整個過程都需充分提供監督與指導。

Level V
學生能夠在「臨床實境中」，展現其執行能力。這是幾近獨立執行業務，能夠與教師同時並行的執行業務，教師在附近 stand-by，在需 要時教師及時協助，並在學生完成任務後給予回饋。

圖1-2 臨床技術的評估標準

資料來源：Laan, Roland F. J. M., Ron R. M. Leunissen and C. L. A. van Herwaarden (2010). “The 2009 Framework for Undergraduate Medical Education in the Netherlands.” *GMS Z Med Ausbild.* 27(2): Doc 35.

第五節
急診醫學的課程內容

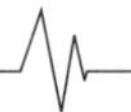

如第四節所述，急診醫學的學習仍著重於臨床經驗的累積與技術性的熟練，對於課堂授課的內容與時間安排，依照課堂與學習目標，可設計如下：

一、一般檢傷分類的作業方式

- 判斷病人到急診就診時，傷病嚴重程度，並根據病史與生命徵象，判定適當的級數。

二、基本的急救（Basic life support, BLS）

- 心肺復甦術、給氧裝置等。
- 呼吸道異物梗塞的排除。
- 學習如何打開呼吸道。
- 袋瓣罩輔助呼吸的操作。
- 能夠說出放置口咽呼吸道及鼻咽呼吸道之適應症。
- 能夠說出選擇適當之輔助呼吸道。
- 能夠在適當監督下放置輔助呼吸道。

三、中毒與藥物過量（Intoxication/overdose）

- 一般中毒的基本處理。

四、急診溝通能力實務演練

- 表達如何適切地與病人及其家屬溝通，以及詢問病史、說明診斷及處置計畫。
- 以病人聽得懂的語言，解釋檢查結果，並且適當說明病情及其預後。
- 適切地給予病患及家屬關懷與支持。

- ➢ 與上級醫師或其他醫療團隊同仁，有適當的溝通及討論。

五、到院前緊急醫療與災難醫學簡介

六、高階的急救（Advanced life support, ALS）

- ➢ 熟悉各種危急狀況心電圖。
- ➢ 說明去顫電擊術（Defibrillation）與同步整流術（Synchronized Cardioversion）的意義及使用時機。
- ➢ 各種急救藥物及設備的了解。
- ➢ 進階呼吸道處理流程。
- ➢ 知道各種高級急救命術處理流程。

七、演練式小組教學：兒童急症／兒童急救

八、溝通能力（包括與高齡與兒童病患溝通的能力）

- ➢ 會適切地與病人及其家屬溝通，以及詢問病史、說明診斷及處置計畫。
- ➢ 以病人聽得懂的語言，解釋檢查結果，並且適當說明病情及其預後。
- ➢ 適切地給予病患及家屬關懷與支持。
- ➢ 與上級醫師或其他醫療團隊同仁，有適當的溝通及討論。

九、模擬情境教學（simulation education）

- ➢ 統整於急診所學習到的知識與技能，在緊急個案的情境中完成團隊合作與急救作業。

十、個案報告（student presentation）

- ➢ 急診十大常見症狀（包括胸痛、喘、意識改變等）。
- ➢ 獨立整合臨床病症的知識、問診及身體診察的結果，並且能完成邏輯清晰的口頭報告。
- ➢ 注意聽眾反應，並掌握時間，適時提問、尋求回饋與改進。

第六節
模擬醫學教育

為了能讓學生能夠儘快的在複雜的工作環境中進入狀況，除臨床實習與課堂之外，還應規劃模擬教育，或又稱擬真教育（Simulation education）。這種虛擬實境的模擬訓練早在各個領域實施，而由於電腦軟硬體的進步，模擬真實情況的擬真假人也開始廣泛用於各個領域，從早期的航空訓練、緊急救護的搬運與訓練，到今日擬真假人不但只用於單純技術的訓練，也可以輸入複雜的生理參數，進行團隊合作的訓練，甚至進行多種團隊複合式狀況的場景延伸訓練，以提供醫護在複雜的醫療環境中最真實的狀況。對於一般醫學院與醫院技能中心或模擬技能教室，引進擬真假人與模擬技能團隊訓練也如火如荼地進行，現今在許多臨床學科，如內科、外科、婦科、兒科、麻醉科及急診等學科都定期舉行各式各樣的模擬技能團隊訓練，訓練的內容包括急救團隊訓練、緊急傷病反應等不同領域，接受對象從醫學生、護理師、畢業後一般醫學訓練（Post Graduate Year 1, PGY1）和住院醫師等。

因此，我們可以運用擬真教育來及早讓學生了解團隊合作（Teamwork），因為急救危急的個案必須具備專業的知識、臨床技能與非臨床相關技能；其中所謂臨床非相關技能，指的是危機處理能力（Crisis Resource Management, CRM）。Dr. Gaba強調CRM的重要性與其重要條件包括：領導能力（Leadership）、問題解決（problem solving）、環境認知（situational awarness）與溝通（communication）；此外，文獻也指出，大多數的醫療錯誤多為人為因素。美國醫療機構評鑑聯合會（JCAHO）醫療警訊事件統計指出，溝通不良是造成醫療錯誤的主要原因。在臺灣，財團法人醫院評鑑暨醫療品質策進會（簡稱醫策會）於97年重申病人安全之重要，並引進TeamSTEPPS之團隊合作概念。是故，隨著科技進步衍生所謂的擬真教學（simulation），讓我們可藉由模擬病人與電腦配合，不僅使教學更為生動活潑，而且可加強互動性讓擬真教學更有利於臨床緊急情況的模擬。

結論

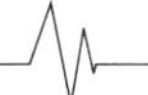

醫學教育的改制，導致醫學生心理上的不安，同時也對臨床教師的教學帶來不得不修改的難題。急診醫學在臨床的學習上需有內、外、婦、兒等科的基礎能力，以及具備有因應緊急情境的壓力與應變力，在學生的學習與老師對於臨床學習環境的提供上具有其難度，在此複雜的情況下能夠有明確的學習目標與教學目標則更顯重要。

由於現今科技的便利，在專業知識的取得上也更為容易，單純課堂授課亦日漸不符合學生取得新知的經濟效益，現階段的醫學生不但得學習新知，更得學習運用網路的便利性，來達到遇到困難時可立即解決的能力。因此，培養學生思考與解決問題的能力，比單純授課還來得重要。接下來的章節，將帶領學生對急診醫學有初步的認識，以及更進一步有助於對臨床實習的體驗與了解。

第 2 章

到院前緊急醫療介紹

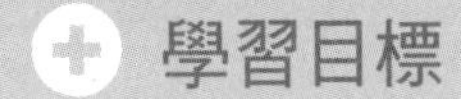

學習目標

- 到院前緊急醫療的由來
- 到院前能做什麼事呢
- 救護技術員能夠做那些
- 送醫的交通工具

前言

緊急醫療救護系統（Emergency Medical Service System）是人民遭受緊急傷病時能夠尋求支援的防護網，緊急醫療救護（Emergency medical services, EMS）是社區的生命守護系統，在民眾有傷病或急重症時能夠以快速且有效率的方式，在現場施行必要的救護措施，並送到適當的醫療機構來做救治。救護系統能夠正確的啟動，有賴於民眾能成功開啟生命之鏈的第一步——拿起電話撥打119求救，並且明確敘述求助內容。EMS的派遣中心也扮演著重要角色，必須依照民眾的回報的資訊判斷輕重緩急，並教導現場人員進行基本處置，派遣合適的人員及救護車，並指示救護技術員（Emergency medical technician, EMT）儘速將病人送到有能力處理的急救專責醫院，給予第一時間的急救處置，使病人的救活率能夠提升。

第一節
到院前緊急醫療的由來

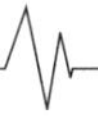

現代緊急醫療救護的濫觴，是來自戰場上所發展出的軍陣醫學。19世紀拿破崙時代的首席軍醫拉瑞（Dominique-Jean Larrey），參與了法國和普魯士人之間的戰爭，他有感於受傷士兵沒有辦法被救護車在最短間內接送救護，因此著手開發一種新的救護車系統。在拉瑞醫師的新制度之前，軍方要求醫護四輪馬車必須駐紮在部隊後方，這些四輪馬車主要是用來運送外科醫師和器械，重且笨拙。拉瑞醫師將四輪馬車改良成輕型的二輪馬車，隨軍隊前行，外科醫師得以直接在戰場工作，馬車也可以在最短時間內，將傷患轉送到適當的後送醫院。由於這些二輪馬車是跟隨著飛炮隊打戰，因此也被稱為飛護車（Flying Ambulance）。拉瑞醫師同時也設置了現代模式的軍用救護車部隊（army ambulance corps，或稱野戰衛生隊），可以快速地後送傷患，這就是現代救護車（ambulance）的始祖。

除了救護車之外，拉瑞醫師也提出了在戰場上進行檢傷（triage）的重要概念，讓救護人員快速地分辨傷病的輕重緩急，並據此決定救護與後送的順序。拉瑞醫師提出來的這兩個重要的觀念讓EMS在第一次世界大戰時迅速發展，航空運輸則建立於第二次世界大戰。韓戰使用直升機撤離傷患，越戰使用受過完好訓練的醫護兵（corpsmen）給予立即救護與迅速後送等。這些經驗累積了傷病患的救護原則，包括檢傷分類、現場醫療救護、緊急後送及不同層級野戰醫院的建置，成為當今緊急醫療救護的重要里程碑。

在美國，急診醫學會於1968年成立，隨後在1973年頒布了《緊急醫療救護體系法》（*Emergency Medical Service Systems Act*），1979年政府正式認證急診專科醫師。日本於1963年修正《消防法》，明確規定消防單位負責運送受傷病人，並在1973年成立了救急醫學會（Association of Acute Medicine）。相較之下，臺灣的緊急醫療救護發展較晚，直到1995年3月1日才成立內政部消防署，同年8月9日制定公布《緊急醫療救護法》，並於8月11日修正公布《消防法》，第1條即將緊急救護列為消防三大任務之一，奠定了我國緊急醫療救護的重要基礎。此外，1997年12月31日衛生署公告了「急診醫學專科醫師甄審原則」，使急診醫學科正式成為第19個主專科醫師科別，進一步推動了臺灣緊急醫療救護的發展。

現今，在緊急醫療救護服務中，「藍色生命之星」（Star Of Life）已成為國際通用的專業標誌；在救護車、救護直升機、救護器材和救護技術員的制服上都能看到。六角星中的盤蛇節杖來自古希臘神話中的醫藥之神亞斯克勒庇俄斯（Asclepius），代表治療和痊癒；六邊突出的角由里奧・史瓦茲（Leo R. Schwartz）命名，每個角分別代表緊急醫療救護服務的不同功能或程序，分別為「發現」（Detection）、「通報」（Reporting）、「反應」（Response）、「出勤現場處置」（On Scene Care）、「運送照顧」（Care In Transit）以及「運送特定醫療單位治療」（Transfer to Definitive Care）。

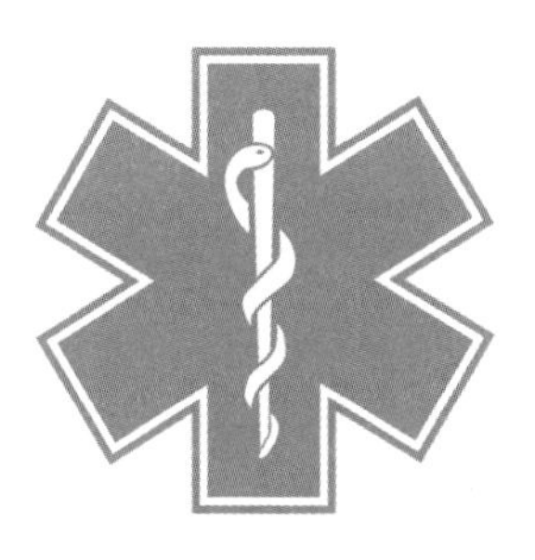

圖2-1　藍色生命之星（Star Of Life）

資料來源：維基百科，條目：生命之星。

第二節
誰可以做救護

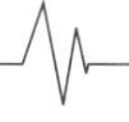

緊急醫療救護體系的人力組成，主要分為歐陸體系（Franco-German System）與北美體系（Anglo-American System）兩種模式。歐陸體系以醫師為主體執行到院前救護，北美體系則由受過不同等級訓練與授權的救護技術員作為醫師在到院前救護的延伸（physician extenders）。臺灣的緊急醫療救護系統在設計上屬北美體系，根據《緊急醫療救護法》第4條「緊急醫療救護人員（以下簡稱救護人員），指**醫師、護理人員、救護技術員**。」第14-1條規定經公告之公共場所，應置有必要之緊急救護設備；但因民眾常會因施救之法律責任而卻步，因此再增訂第14-2條「救護人員以外之人，為免除他人生命之急迫危險，使用緊急救護設備或施予急救措施者，適用民法、刑法緊急避難免責之規定。」此法又稱為「善良的撒瑪利亞人法」（Good Samaritan law）精神，這是來自於美國和加拿大，是給傷者、病人的自願救助者免除責任的法律，目的在於使人做好事時沒有後顧之憂，不用擔心因過失造成傷亡而遭到追究，從而**鼓勵旁觀者對傷、病人士施以幫助**。因此，每個人都該學習急救相關的基本知識與技能，才能夠在救護技術員到現場前幫助有需要的人。

第三節 救護技術人員的職責

緊急醫療救護技術員（可簡稱救護技術員），是急救責任醫院在現場的前鋒與觸角，而急救責任醫院則是緊急醫療救護的後盾。到院前緊急救護系統與急救責任醫院間必須保持密切的聯繫，一方面可以掌握現場的狀況，另一方面也可以針對救護技術員在現場救護時，遭遇的特殊狀況與需求給予即時醫療指導（online medical control），以提高救護的安全和品質。

根據《緊急醫療救護法》第24條「1 救護技術員分為初級、中級及高級三類。2 前項各級救護技術員之受訓資格、訓練、繼續教育、得施行之救護項目、應配合措施及其他應遵行事項之辦法，由中央衛生主管機關定之。」根據《救護技術員管理辦法》第2條「1 申請參加各級救護技術員（以下稱救護員）訓練，應具下列資格：一、初級救護員：相當初級中等以上學校畢業或具同等學力。二、中級救護員：高級中等以上學校畢業或具同等學力，並領有初級救護員合格證書（以下稱證書）。2 高級救護員：領有中級救護員證書四年以上或專科以上學校畢業，領有中級救護員證書。」第6條規定，各級救護員證書其效期為三年；第7條規定，各級救護員於證書效期三年內，須依不同層級救護技術員完成繼續教育課程的時數與課程內容，才能完成展延並報備中央衛生主管機關，其中初級救護員須完成至少二十四小時以上；中級救護員須完成至少七十二小時以上；高級救護員須每年達二十四小時以上，三年累計達九十六小時以上，才能達到展延標準。因此，對於救護技術有興趣的同學可以參考一下訓練內容並根據自己的程度參加救護技術員訓練課程。

各級救護技術員能夠施行的救護項目，根據《救護技術員管理辦法》第9、10、11條內容敘述如表2-1：

表2-1　各級救護技術員的任務內容

初級救護員（第9條）	中級救護員（第10條）	高級救護員（第11條）
一、檢傷分類及傷病檢視。 二、病患生命徵象評估、血氧濃度監測。 三、基本心肺復甦術及清除呼吸道異物。 四、使用口咽、鼻咽人工呼吸道。 五、給予氧氣。 六、止血、包紮。 七、病患姿勢選定及體溫維持。 八、骨折固定。 九、現場傷病患救出及搬運。 十、送醫照護。	一、初級救護員得施行之救護項目。 二、血糖監測。 三、灌洗眼睛。 四、給予口服葡萄糖。 五、周邊血管路徑之設置及維持。 六、給予葡萄糖（水）、乳酸林格氏液或生理食鹽水。 七、使用喉罩呼吸道。 八、協助使用吸入支氣管擴張劑或硝化甘油舌下含片。	一、中級救護員得施行之救護項目。 二、依預立醫療流程執行注射或給藥、施行氣管插管、電擊術及使用體外心律器。 高級救護員執行前項第二款所定之救護項目後，應將救護紀錄表送交醫療指導醫師核簽。

十一、急產接生。 十二、心理支持。 十三、使用自動心臟電擊器。		

資料來源：《救護技術員管理辦法》。

第四節
救護技術員是如何被通知前往救助

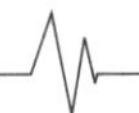

為了讓民眾能夠快速有效地啟動緊急醫療救護系統，必須有共通而且容易記憶的代號，例如在美國以911作為急難救護的代號，臺灣則以119為代號，而接收民眾全天候119專線的單位則是救災救護指揮中心的緊急救護派遣員（Emergency Medical Dispatcher, EMD）。根據《緊急醫療救護法》第12條「直轄市、縣（市）消防機關之救災救護指揮中心，應由救護人員二十四小時執勤，處理下列緊急救護事項：

一、建立緊急醫療救護資訊。

二、提供緊急傷病患送達醫療機構前之緊急傷病諮詢。

三、受理緊急醫療救護申請。

四、指揮救護隊或消防分隊執行緊急傷病患送達醫療機構前之緊急救護。

五、聯絡醫療機構接受緊急傷病患。

六、聯絡救護運輸工具之設置機關（構）執行緊急救護業務。

七、協調有關機關執行緊急救護業務。

八、遇緊急傷病、大量傷病患或野外地區救護時，派遣當地救護運輸工具設置機關（構）之救護車及救護人員出勤，並通知直轄市、縣（市）衛生主管機關。」

緊急醫療救護派遣員是民眾接觸緊急醫療救護系統的第一道窗口，藉由關鍵問題（key questions）的詢問，在短時間內分辨報案電話的輕重緩急，派遣適當層級的救護團隊前往現場進行救護；同時針對報案者，進行必要的到達前指示（pre-arrival instruction），以縮短傷病患得到適當救護的時間。隨著科技的進步，透過自動號碼與地址顯示機制，以及電子地圖的設置，可以大幅提升派遣的正確性與效率。

救護隊可以依提供救治的能力不同分為初級救護服務（Basic Life Support, BLS）與高級救護服務（Advanced Life Support, ALS）。救護派遣的層級高低則根據傷病患的救護需求來決定，大部分的緊急傷病患僅需要包括傷病患評估、給氧、止血、包紮、固定、基礎心肺復甦、自動電擊器使用等非侵襲性的初級救護服務（BLS）。國內外的研究顯示，約有一到二成啟動緊急救護服務的傷病患，可能需要包括體外心臟節律（external pacing）、氣管插管（tracheal intubation）、靜脈給藥（intravenous medications）等侵入性的高級救護服務（Advanced Life Support, ALS）。為了有效運用高級救護資源，高級救護的派遣多採所謂的「雙軌模式」（two-tiered advanced life support service）。對於一般的救護案件，救災救護指揮中心僅派遣初級救護（BLS）單位單獨前往救護並運送病患；當遇有重症病患需要高級救護服務者，則同步派遣初級救護隊與高級救護隊（ALS）同時前往緊急傷病現場。因為初級救護隊的數量比較多，密度比較高，通常會先到達現場進行初步急救，再由隨後到達的高級救護隊接續進行高級救護項目處置。如果高級救護隊到達現場後，發現傷病患其實不需要高級救護項目，也可以將傷病患交由初級救護隊處理，讓高級救護隊可以更快前往其他需要高級救護服務的地點。

第五節
送醫的交通工具

大多數的傷病患利用陸上救護車作為運（轉）送的工具，根據《緊急醫療救護法》第15條「救護車分為一般救護車及加護救護車；其裝備標準、用途及有關事項之管理辦法，由中央衛生主管機關定之。」第20條「救護車執行勤務，應依據所在地直轄市、縣（市）衛生主管機關訂定之收費標準收費。」由此可知，救護車的使用並不是都免費的，我們應該珍惜救護車的醫療資源。

救護車內部的設備，也會影響到院前能夠提供多少的醫療資源。《緊急醫療救護法》第17條，「1 救護車應裝設警鳴器、車廂內外監視錄影器及紅色閃光燈，車身為白色，兩側漆紅色十字及機關（構）名稱，車身後部應漆許可字號。未經所在地直轄市、縣（市）衛生主管機關核准，不得為其他標。2 前項救護車非因情況緊急，不得使用警鳴器及紅色閃光燈。」第18條「救護車於救護傷病患及運送病人時，應有救護人員二名以上出勤；加護救護車出勤之救護人員，至少應有一名為醫師、護理人員或中級以上救護技術員。」第22條「救護直昇機、救護飛機、救護船（艦）及其他救護車以外之救護運輸工具，其救護之範圍、應配置之配備、查核、申請與派遣救護之程序、停降地點與接駁方式、救護人員之資格與訓練、執勤人數、執勤紀錄之製作與保存、檢查及其他應遵行事項之辦法，由中央衛生主管機關會同有關機關定之。」

救護車所接送的傷病患，在急救現場根據《緊急醫療救護法》第29條「救護人員應依救災救護指揮中心指示前往現場急救，並將緊急傷病患送達就近適當醫療機構。」第34條「1 救護人員施行救護，應填具救護紀錄表，分別交由該救護車設置機關（構）及應診之醫療機構保存至少七年。2 前項醫療機構應將救護紀錄表併病歷保存。」因此，在急診遇到救護車送來傷病患時，急診人員應先了解傷病患現場發生經過與到院前處置情形。

在醫院與急診的部分，直轄市、縣（市）衛生主管機關應依轄區內醫院之緊急醫療設備及專長，指定急救責任醫院。依《緊急醫療救護法》第39條「急救責任醫院的應辦理下列事項：

一、全天候提供緊急傷病患醫療照護。

二、接受醫療機構間轉診之緊急傷病患。

三、指派專責醫師指導救護人員執行緊急救護工作。

四、緊急醫療救護訓練。

五、依中央衛生主管機關規定提供緊急醫療救護資訊。

六、其他經衛生主管機關指派之緊急救護相關業務。」

根據《緊急醫療救護法》第36條「1 醫院為有效調度人力與設備，應建立緊急傷病患處理作業流程及內部協調指揮系統，遇有緊急傷病患時應即檢視，並依其醫療能力予以救治或採取必要措施，不得無故拖延；其無法提供適切治療時，應先做適當處置，並協助安排轉診至適當之醫療機構或報請救災救護指揮中心協助。」由此可見，急救責任醫院則是緊急醫療的後盾。到院前緊急救護系統與急救責任醫院間必須保持密切的聯繫，一方面可以掌握現場的狀況，另一方面也可以針對救護技術員在現場救護時，遭遇的特殊狀況與需求，給予即時醫療指導（on-line medical control），提高救護的安全和品質。急救責任醫院根據其緊急救護能力，可以區分為不同的層級。目前急救責任醫院分級制度，將急救責任醫院根據其救護能力，分為三級：一般級急救責任醫院，負責一般傷病患的緊急處置。中度急救責任醫院，必須能夠對於重大傷病患，提供初步處置，並且必要時安排安全轉診。重度急救責任醫院，則必須能為重大傷病患（例如：重大創傷、冠心症、腦中風，高危險妊娠，新生兒急救等）提供確切醫療（definitive care）。

結論

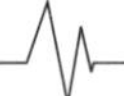

緊急醫療系統（Emergency Medical Services, EMS）是確保傷病患在到院前能得到必要的醫療服務，以及管理運送傷病患至適當的醫療單位的系統機制。緊急醫療系統的成功運作必須能夠確實掌控跨越醫學中心、區域醫院及地區醫院等不同醫療組織之間的協同運作與資訊交換。

測驗

1. 《緊急醫療救護法》公布於民國？
   (A) 83年　(B) 84年　(C) 85 年　(D) 86年
   解 (B)

2. 臺灣地區急性心肌梗塞病人在院外發病，約占以上？
   (A) 45%　(B) 30%　(C) 60%　(D) 70%
   解 (C)

3. 臺灣緊急醫療區域分成幾區？
   (A) 13　(B) 15　(C) 17　(D) 16
   解 (C)

4. 依照救護技術員管理要點中，對於高級救護技術員取得執照後，每年須接受複訓？
   (A) 18小時　(B) 24小時　(C) 30小時　(D) 36小時
   解 (B)

5. 依美國的統計資料，疾駛的救護車發生車禍的機率約有？
   (A) 1%　(B) 3%　(C) 6%　(D) 10%
   解 (A)

6. 都會地區救護技術員通常在接到派遣指示後幾分鐘之內到達現場？
   (A) 10分鐘　(B) 5分鐘　(C) 15分鐘　(D) 3分鐘
   解 (A)

7. 緊急醫療救護—救護人員何者非？
(A)醫師 (B)護理人員 (C)救護技術員 (D)助產士
解 (D)

8. 民國幾年起全面發展推動我國的緊急醫療救護體系？
(A) 79年 (B) 82年 (C) 84年 (D) 86年
解 (A)

9. 緊急醫療救護工作發展最久最完整的國家是？
(A)英國 (B)日本 (C)美國 (D)加拿大
解 (C)

10. 何者是世界上公認比較適合空中轉診用的機種？
(A)直升機 (B)旋翼機 (C)定翼機 (D) UH-1H
解 (C)

11. 中級救護技術員資格需具有？
(A)高中、高職以上或同等學歷者
(B)國中、初中以上或同等學歷者
(C)初級救護技術員資格滿一年
(D)初級救護技術員資格滿四年
解 (A)

12. 緊急醫療救護法於那一年完成立法並公佈實施？
(A)民國七十年 (B)民國八十一年
(C)民國八十四年 (D)民國八十八年
解 (C)

13. 下列何者不是救護指揮中心主要的功能？
(A)提供緊急傷病諮詢
(B)指揮救護隊施行救護
(C)實施優先派制度
(D)辦理救護人員之訓練
解 (D)

14. 緊急醫療系統之責任醫院的基本職責，以下何者為非？
(A)提供緊急醫療救護指揮中心救護資訊
(B)接受醫療機構間轉診之緊急傷病患
(C)受理緊急救護申請
(D)全天候提供緊急病患醫療照護
解 (C)

15. 責任醫院依據其不同的特性可以再區分為其他不種的處理中心，下列何者不正確？
(A)毒藥物中心　(B)燒傷中心
(C)急診中心　(D)新生兒中心
解 (B)

16. 緊急醫療的運作需要分為四個階段：請排出正確的順序？1到院前救護單位的派遣、2轉送到適當的醫療場所、3報告及啟動緊急醫療系統、4救護技術員的醫療評及現場處置。
(A) 1234　(B) 3142
(C) 2143　(D) 4312
解 (B)

17. 以下哪一項不是急救責任醫院的職責？

⑷全天候提供緊急傷病患醫療照護

⑸接受醫療機構間轉診之緊急傷病患

⑹指派專責醫師指導救護人員執行緊急救護工作

⑺經營醫療保健之相關業務

解 ⑺

第3章

檢傷分類與作業方式

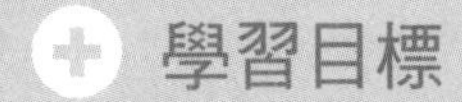

學習目標

- 檢傷的特性
- 何謂急診檢傷分類
- 認識與學習操作檢傷系統

前言

臺灣自2010年起開始實施急診檢傷分級制度，急診病患不再以先掛號先看診，而是以病情的嚴重度來決定看診的次序，這樣才能適當地使用醫療資源，及時診治重症傷病患的生命。衛生福利部於2006年起，委託台灣急診醫學會與中華民國急重症護理學會，參照加拿大檢傷分類系統之架構，研究制訂符合臺灣就醫環境及文化之急診五級檢傷分類標準，以提高檢傷精確品質，並研發電腦輔助判讀系統，以期望能快速發現問題，解決問題，發揮急診最大的特色與全天候及時搶救病患的能力。

第一節 檢傷的由來

檢傷分類（Triage）一詞最初來自法語的動詞「trier」，意即分類、排序或選擇，是根據病人受傷情形決定治療和處理優先級的一套程序，起源可追溯至法國18世紀末19世紀初的著名軍醫拉瑞（Dominique-Jean Larrey），他是拿破崙的首席軍醫。拉瑞根據現代醫學原則，創立現代分流制度，並於與普魯士的耶拿戰役（Battle of Jena）中實施運作。依制度，不論軍階，根據士兵受傷情況可分成三級：傷勢危急（dangerously wounded）、傷勢較不危急（less dangerously wounded）和輕傷（slightly wounded），目的是在醫療資源不足以處理所有病患時，使傷病患能夠得到有效率的處理。

隨著醫療技術的進步，現代的檢傷分類方法也越來越基於科學模型，分類通常是基於特定生理評估的結果來分類，例如START模型（S.T.A.R.T. Simple Triage and Rapid Treatment）。隨著檢傷概念變得越來越複雜，並且為了提高傷病患安全和護理照護品質，因此在檢傷系統上加入了幾種決策評估工具，以期能以更標準化以及自動化檢傷過程（例如eCTAS、NHS 111）在醫院和現場使用。此外，新機器學習方法（Mechine learning methods）的最新發展提供了從數據中學習最佳分類策略，並且可以及時替換或改進專家製作的檢傷分類模型。

在急診，檢傷分類也須以科學方法將傷病患做初步評估，以區分輕重緩急，來決定看診次序的先後，如此可以增加急診診療效率。縮短看病流程在大量傷病患發生時，迅速找出需要立即治療的患者，尤其重要。在過去，急診總是在檢傷判別病人屬於內、外、婦、兒科別，進而照會各科；今日，全部都歸急診醫學科先行處理，再視需要照會各專科。而現行檢傷分類已經修正改版，已從四級改為五級檢傷（Five-level triage）。

第二節 檢傷的概念

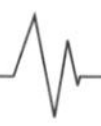

一、簡單檢傷

簡單檢傷通常用於事故現場或「大規模傷亡事故」（mass casualty incident, MCI），以便將傷者分為需要重症照護並立即送往醫院的，或是傷勢較輕能夠稍緩處理的，此步驟可在傷者移轉之前開始。

簡單傷檢通常由醫師、護理師或輔助醫療人員完成初步評估後，為每位傷者貼上標籤，以顯示傷者的評估結果，以及需要醫療和緊急情況轉運的優先級別。在最原始的情況下，可以簡單地用彩色膠帶或記號筆標記，現今多用分類標籤（Triage tag）標記。分類標籤是放置在每位傷者身上的預製標籤，具有以下用途：識別傷者、記錄評估結果、確定傷者在緊急情況下需要醫療和轉運的優先級別、通過檢傷分類過程追蹤病情的進展、識別其他危害，例如毒化物污染或放射線汙染等。

檢傷標籤具有多種形式，也有一般市售的分類標籤，最常用的包括METTAG、SMARTTAG等系統；更先進的標籤系統可用特殊標記來指示傷者是否被有害物質污染，並且還可以撕下條帶以追蹤傷者在整個過程中的移動。其中有一些跟蹤系統開始結合使用手持裝置，在某些情況下，還可結合使用條形碼掃描器。

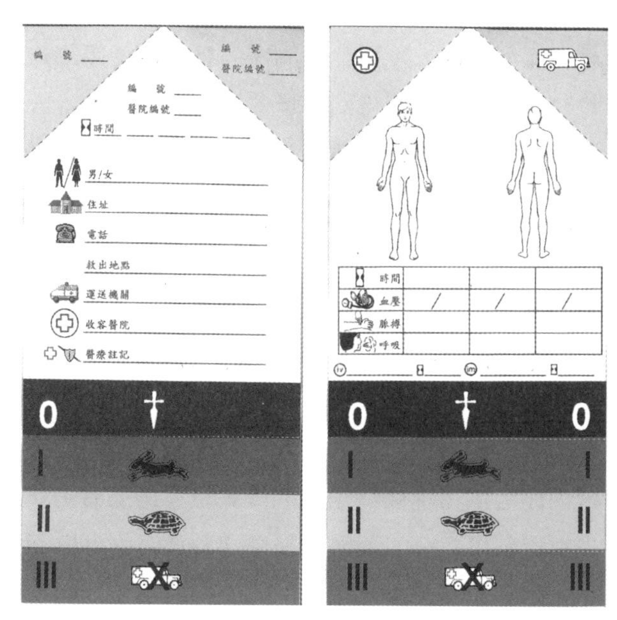

圖3-1　METTAG (Medical Emergency Teams Triage Assessment and Treatment Group) triage

說明：檢傷過程涉及對傷者狀況的初步評估，該評估根據顏色編碼系統來確定傷者的優先處理分級，然後對傷者進行相應的治療，病情較危急的傷者會立即得到醫療團隊的關注。

資料來源：Kennedy, K., Richard V. Aghababian, Lucille Gans and C. Phuli Lewis (1996). "Triage: Techniques and Applications in Decisionmaking." *Ann Emerg Med.* 28(2): 136-144.

二、高階檢傷

在高階檢傷分類時，會由受過專門訓練的醫生、護理師決定嚴重受傷的分類，因受傷太過嚴重的傷者不太可能存活，高階檢傷的目的即在於將有限的醫療量能從生存機會很小的傷者身上轉移出去，以增加其他生存可能性更高的人的機會。

當醫療專業人員認為可用的醫療資源不足以治療所有需要幫助的人時，就可能需要使用高級分類。優先治療的概念是指醫療、藥物或其他有限資源，運用在例如恐怖襲擊、大規模槍擊事件、火山爆發、地震、龍捲風、雷暴和鐵路事故等災難中。在這些情況下，不管醫療護理如何處置，一定比例的傷者會因為受傷的嚴重性而死亡，但同時有些人如果立即得到醫療處置就會活下來；因此，在這些極端情況下，為無論如何都會死去的人所提供的任何醫療護理都可以為了其他可能倖存下來的人而撤回的。災難醫療的任務就是必須將一些傷者視為無望，以避免試圖以犧牲其他人為代價來挽救一個勢必死去的生命。對於可能倖存的傷者，如果立即治療成功，狀況可能會有所改善（儘管這可能是暫時的），且這種改善可能會使傷者在短期內被歸類為較低的優先級。

檢傷分類應該是一個連續的過程，並且應該定期檢查類別，以確保根據檢傷傷者的情況保持正確的優先級。當傷者第一次進入醫院時，會先進行創傷評分，隨後的創傷評分會考慮到傷者生理參數的任何變化。如果能保留之前記錄，可使接收醫院的醫生看到從事件開始時的創傷評分時間序列，便可更快地進行最終治療。

三、反向檢傷

有許多概念被稱為反向檢傷，其中之一就是與傷者出院有關；目的是為了盡早讓能夠出院的傷者出院，使醫療資源或醫院內資源可供新來的傷者使用。例如在自然災害之後，病床原本已經被普通的非危急病人占用，為了容納更多的新重症傷者，可對現有傷患進行分類，那些不需要立即護理的可以出院，直到大量傷患消退；也可通過在該地區建立臨時醫療設施來運行。反向檢傷的第二個概念用於某些情況，例如雷擊傷，在這些情況下，儘早讓沒事或輕傷的人離開現場，可讓那些瀕臨死亡的傷者盡早得到治療。第三種情形是優先治療受傷最少的傷患，讓他們盡快恢復正常功能；這種方法起源於軍隊，將輕傷戰鬥人員快速治療後送回戰場可以繼續戰鬥。

第三節
檢傷在臺灣

急診是醫院的最前線，過去是基層醫師入門值班之所，隨著社會進步，急診於1997年進入專科時代。1995年全民健保開辦，急診成為一新興學科，隨著緊急醫療網構建以及天災人禍之橫行，甚至一度成為熱門學科。急診工作的特性說明如下：

連續性：二十四小時不打烊。

專業性：從事急診須接受專科醫師訓練獲得專科認證，並定期訓練以換證。

時段性：急診醫師上班不得擅離職守，下班則交班給接班醫師。

全科性：急診醫師要接受全科一般醫學訓練，和家庭醫師一樣，內、外、婦、兒科都要學習。

能夠快速發現問題、解決問題，並且能夠辨識與救治危急個案（emergent cases）是急診處置最高指導原則，所以病人一走進急診就要仔細觀察、全神貫注、密切注意與介入，直到離院為止，這也是檢傷概念的發揮。

以往四級檢傷之缺失，包括外傷檢傷過度嚴重，檢傷級數不一致、過於主觀、個別差異很大，而且訓練曠日持久、檢傷品質不穩定也容易造成糾紛。此外，健保署以檢傷級數作為健保給付依據，也會造成人為過度檢傷，一到三級檢傷占99%，第四級檢傷很少用到，形同虛設，反而失去檢傷的學術價值。因此，急診醫學會引進加拿大的五級檢傷分類（Candian Triage and Acurity Scale, CTAS），發展出臺灣五級檢傷與急迫度量表（Taiwan Triage and Acurity Scale, TTAS），配合電腦化執行e化檢傷（etriage），主要依據病人情況和主訴，分成外傷與非外傷兩大系統，其下再區分成14個系統，包括呼吸、心血管、腸胃、神經、骨骼、泌尿、一般、耳鼻喉、眼、皮膚、婦產、精神心智、環境、物質濫用等，並納入疼痛指數，配合生命徵象及受傷機制組合成調整變數，依照程度不同來調整級數，以期能更精確地達到檢傷之實用效益，讓急診病患診療更安全有效率。甚至推廣到院前檢傷，讓緊急醫療救護技術員參與現場檢傷，其目的在於快速篩檢病人，決定後送醫院層級，以求適時適地施行最適當處置，改善緊急醫療之效率和品質。

檢傷系統終究不能偏離其基本精神，效率和安全是最基本考量。同時，檢傷也必須得到病人認同，所以需先透過社會教育與媒體傳播宣導，讓社會大眾了解，急診和看門診先到先看的診療法則不同，急診有輕、重、緩、急的概念，也就是先處理急重症病人，再處理輕緩疾病，或是轉介給門診，病人應該學習尊重急診專業判斷。另外，引入電腦檢傷，將更具客觀性，希望能減少檢傷不一致所造成的醫病紛爭，以及就電腦檢傷流程及原則加以說明。

第一，檢傷分類之程序：(1)病人身分資料。(2)是否為流行病。(3)分類為外傷、非外傷和兒科。(4)若進入外傷，再選擇職災與高危險性的創傷致病機轉。(5)疼痛程度。(6)特殊個案，包括自殺、毒癮、兒虐、家暴、傳染病、性侵害等六個項目。(7)結合意識、體溫、脈搏、呼吸、血壓、血氧濃度，完成電腦檢傷。

第二，一般原則：(1)需復甦急救情況，例如：心跳停止、呼吸停止、肢體及嘴唇發青、發紫、上呼吸道阻塞，體溫高於41度或低於32度，無意識或意識混亂、持續抽搐且無意識等，為檢傷第一級，必須立即處理。(2)昏迷不醒、呼吸急促、大出血不止、急迫生產、休克者為第二級。(3)有暴力傾向、大吵大鬧者皆立即處理，急召保全介入，及早排除，以策安全。(4)擦傷、感冒、輕微動物抓傷為第四級。(5)換藥、拆線開診斷書者為第五級，也就是可以建議轉門診處理者。(6)舉凡傷口流血、需要縫合者皆為第三級。

第三，對於急診業務繁忙的大醫院，擁有兩位以上急診醫師，應該適度調整人力，將主力放在檢傷一、二級，把較簡單的檢傷三、四、五級交給資淺醫師處理，若是能再分急診內、外、婦、兒科，就更好管理了。

第四節 檢傷與急重症

急診檢傷分類依病患病情危急程度，建立病患優先就診的順序，以避免重症病患受到危害。依據衛生福利部公告急診五級檢傷分類基準，急診五級檢傷分類如下：

表3-1　臺灣急診檢傷分級與內容

分級級數	類別	項目
第一級 （紅色）	復甦急救 （立即處理）	• 心跳停止、到院前死亡 • 休克 • 嚴重呼吸困難：呼吸衰竭、明顯發紺及意識混亂或沒有呼吸 • 意識狀態改變：昏迷程度3-8 • 持續抽搐
第二級 （橘色）	危急 （10分鐘內）	• 不明原因胸痛 • 低血糖 • 中度呼吸窘迫：呼吸費力、呼吸工作增加，使用呼吸輔助 • 急性明顯吐血現象 • 220＜收縮血壓＜180 • 大量血便／黑便 • 嚴重中樞性疼痛（8-10） • 昏迷程度（9-13） • 急性或突然視覺改變 • 高處墜落 • 高能量創傷（槍傷、頭、頸、軀幹部鈍傷、穿刺傷） • 車禍（行人一汽車、機車一汽車、拋出車外）
第三級 （黃色）	緊急 （30分鐘內）	• 輕度呼吸窘迫：呼吸困難，心跳過速，在走動時有呼吸急促的現象 • 嚴重週邊性疼痛（8-10），中度中樞性疼痛（4-7） • 腹痛且經期逾期 • 無法控制的腹瀉或嘔吐 • 咖啡色嘔吐物或黑便 • 高血壓（SBP>200或DBP>110）沒有任何症狀 • 抽搐後意識已恢復

第四級 （綠色）	次緊急 （60分鐘內）	• 局部蜂窩性組織炎 • 泌尿道症狀 • 急性咳嗽，生命徵象穩定 • 陰道點狀出血 • 輕度燒傷（＜5%） • 急性周邊中度疼痛（4 -7） • 慢性反覆性疼痛，疑藥癮 • 習慣性便秘 • 持續性打嗝 • 慢性反覆性眩暈
第五級 （藍色）	非緊急 （120分鐘內）	• 急性周邊輕度疼痛（＜ 4） • 間歇性打嗝 • 慢性腹水，欲抽腹水

資料來源：衛生福利部中央健康保險署。

由表3-1我們可以發現，對於檢傷一級二級的傷病患，必須立即處理或者在10分鐘之內處理，但是對於檢傷四級與五級傷病患可在1小時內，甚至被歸納為非緊急的2小時內處理，其相差極大，因此常被民眾質疑，為何我來急診要等那麼久、急診一點都不緊急呢？

其實急診（emergency room），emergency本身是緊急的意思，但非如同得來速（go through），或者先來後到的順序看診。由此可見，急診對於急重症傷病患的意義重大，這也是檢傷的目的由來。依據美國醫療機構評鑑聯合會報告，超過53%延誤治療事件（sentinel event）是發在急診，因急診壅塞所造成的事件就占了31%。急診重症病人如果無法在6小時內入住加護病房，結果不僅住院天數會因此拉長，病人的死亡率也會增高。各項研究報告都顯示，急診醫療品質的低落，不僅影響病人的安全，更會對有限的醫療資源造成一種無形的浪費。依據中央健康保險署相關統計，檢傷分類第四級及第五級傷病患病況較不危急，醫師可於1小時後再看診之傷病患，約占全部之25%；但第一級至第三級病況危急之傷病患急需住院個案中，有17%傷病患無法於6小時內入住，可見急診重傷病患的醫療照護受到嚴重影響。因此，急診實習的第一步就是必須了解急診的第一步——檢傷分類；不只醫療人員需要對急診檢傷有所了解，更應該灌輸看診民眾正確的觀念。

1. 養成正確就醫觀念（大病大醫院、小病小醫院）

急症並非皆屬於重症，醫院處置量能有限，往往為了處理輕症病患，影響重症病患緊急處置；因此，民眾有突發不適時，可先至小醫院或診所看診，經醫師評估後，依病況再考量是否轉診至大醫院，如此可讓急重症病患及早獲得周全的急診照護，亦養成正確就醫觀念。

2. 配合到院前／後轉診

通常民眾搭乘救護車前往醫院就診時，消防局救護技術員評估，若病情非屬重症且欲前往醫院已通報滿床，救護人員通常會詢問民眾是否願意至其他就近適當之急救責任醫院，倘民眾同意至他院就醫，有助縮短於急診室候床時間。如民眾是自行至大醫院急診就醫，經醫師評估病況可辦理轉院，院方代為聯繫對方醫院，且安排救護車協助轉院並直接入住病房，亦可減輕民眾及其家屬於急診室候床之辛勞，也能較快獲得妥適醫療服務。

3. 轉診索取病歷摘要

當民眾考量醫療資源、就近照顧等因素，希望至他家醫院接受治療，建議先與醫護人員討論，確認病況穩定或合適再辦理轉院。此時得向院方人員申請病歷摘要或檢查報告等資料，供欲前往醫院的醫護人員能夠即時了解治療過程；若未攜帶病歷資料且自行前往，醫師不僅無法了解病況及治療過程，亦需額外花費時間等待醫院安排相關檢查，影響醫療服務品質。

第五節
急診檢傷作業系統操作說明

作業位置：檢傷電腦之檢傷畫面

步驟一：基本畫面，無病人資料

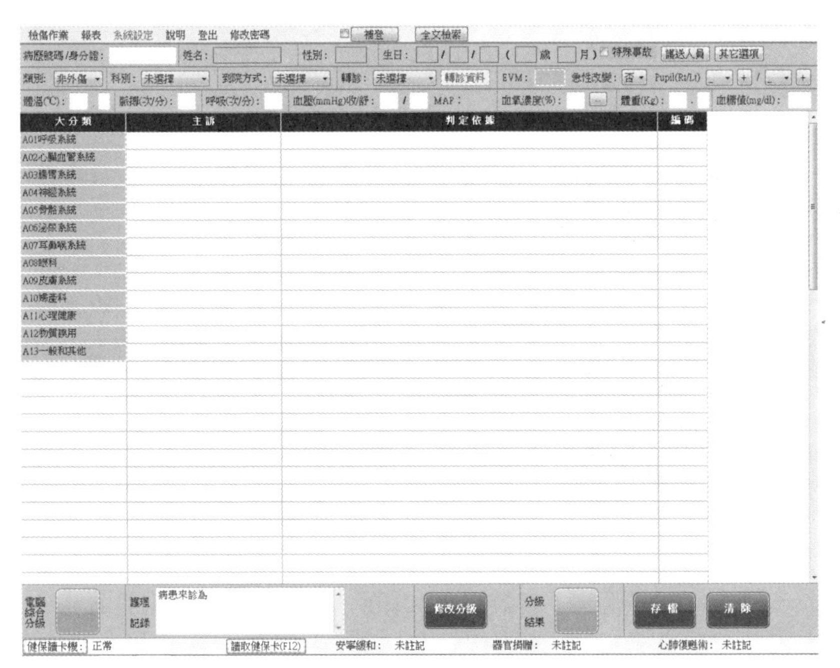

步驟二：插入健保卡後，按下方〔讀取健保卡（F12）〕或按下〔F12〕鍵，會自動帶入個案資料。

同時量測個案生命徵象，包括血壓、脈搏、呼吸次數、血氧、體重（兒童）、血糖（如有必要）。系統會依據使用者輸入的意識、體溫、脈搏、呼吸、血壓、血氧濃度及判定依據等自動產生電腦綜合分級。

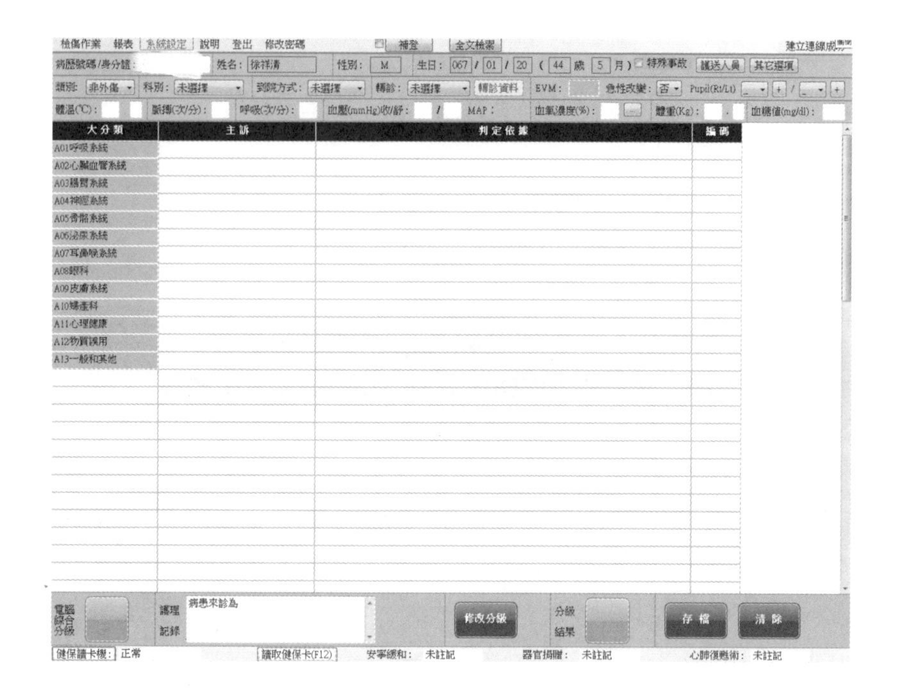

步驟三：點取右上方〔其他選項〕，會出現特殊個案、流行病、疼痛評估（如果個案有疼痛的主訴）與過去病史等項目資料，請一一詢問填妥資料。每項資料訊問內容如下：

- 特殊個案：自殺傾向、家暴、性侵、兒虐（含體罰）。
- 流行病：旅遊史、職業相關、接觸史、快篩陽性、旅遊地區。
- 疼痛評估：評估疼痛分數，0-10分，0分是不痛，10分是重度疼痛。當點選的判定依據中含有「輕度疼痛」、「中度疼痛」等疼痛程度之形容時，也會自動跳出疼痛評估視窗，讓使用者記錄病患的疼痛程度。
- 過去病史：過敏史（包括藥物、食物、顯影劑等）、各種系統之點選式過去病史（包括心臟系統、呼吸系統、中樞系統、消化系統、泌尿系統、癌症或免疫不全、與新陳代謝疾病）。

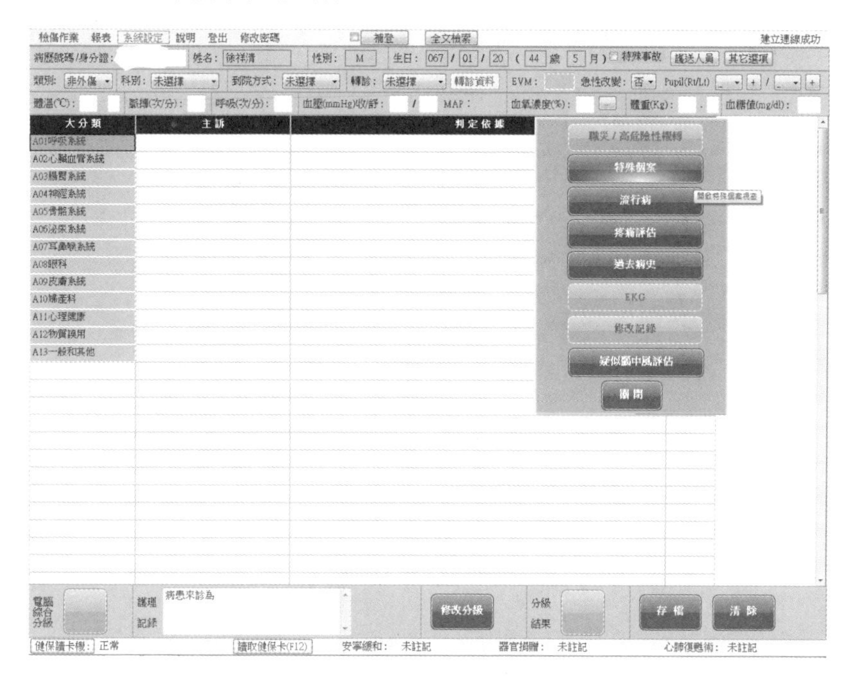

步驟四：選擇科別，科別分為「非外傷」、「兒科」、「外傷」及「環境」四類，選擇不同科別，下方之大分類、主訴及判定依據內容也不相同。

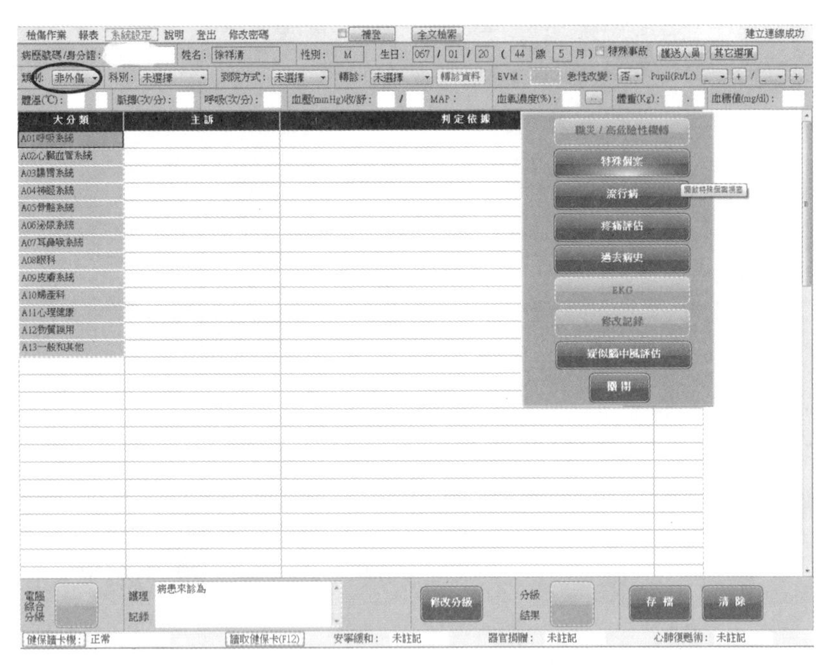

類別: 非外傷
體溫(℃):
大分類
A01呼吸系統
A02心臟血管系統
A03腸胃系統
A04神經系統
A05骨骼系統
A06泌尿系統
A07耳鼻喉系統
A08眼科
A09皮膚系統
A10婦產科
A11心理健康
A12物質誤用
A13一般和其他
類別: 外傷
體溫(℃):
大分類
T01重大外傷
T02頸部外傷
T03顏面部外傷
T04眼睛外傷
T05鼻子外傷
T06耳朵外傷
T07頸部外傷
T08胸部外傷
T09腹部(含骨盆)外傷
T10腰、背部外傷
T11會陰部及生殖器官…
T12肢體外傷
T13皮膚外傷
T14一般和其他傷害
類別: 兒科
體溫(℃):
大分類
P01呼吸系統
P02心臟血管系統
P03腸胃系統
P04神經系統
P05骨骼系統
P06泌尿系統
P07耳鼻喉系統
P08眼科
P09皮膚系統
P10婦產科
P11心理健康
P12物質誤用
P13一般和其他
類別: 環境
科別: 未選擇
到院方式:
體溫(℃):
脈搏(次/分):
呼吸(次/分):
大分類
主訴
E01環境
E0101昆蟲螫傷
E0102海洋生物螫咬
E0103動物咬傷
E0104蛇咬傷
E0105化學物質暴露(疑似或確定化…
E0106中暑/高體溫症
E0107低體溫症
E0108有毒氣體吸入/暴露
E0109溺水
E0110凍傷
E0111電擊傷害

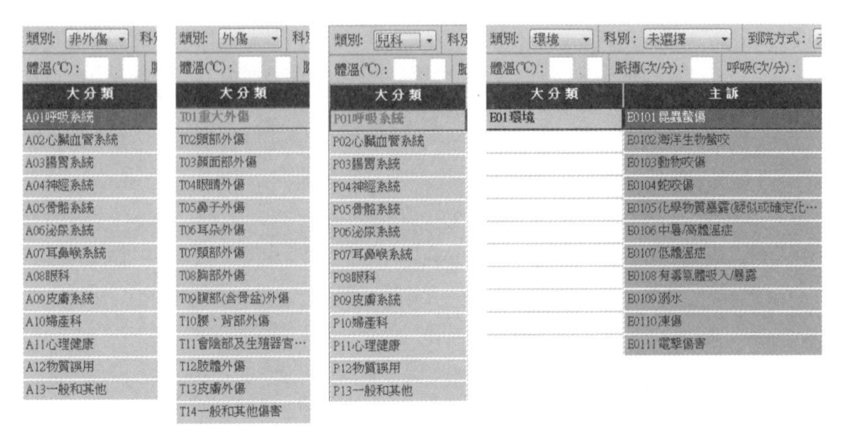

步驟五：在每項大分類裡面，選取相對應〔主訴〕與〔判斷依據〕，之後根據問診內容於下方〔護理紀錄〕內撰寫，電腦也會根據以上所輸入資訊產生電腦綜合分級。

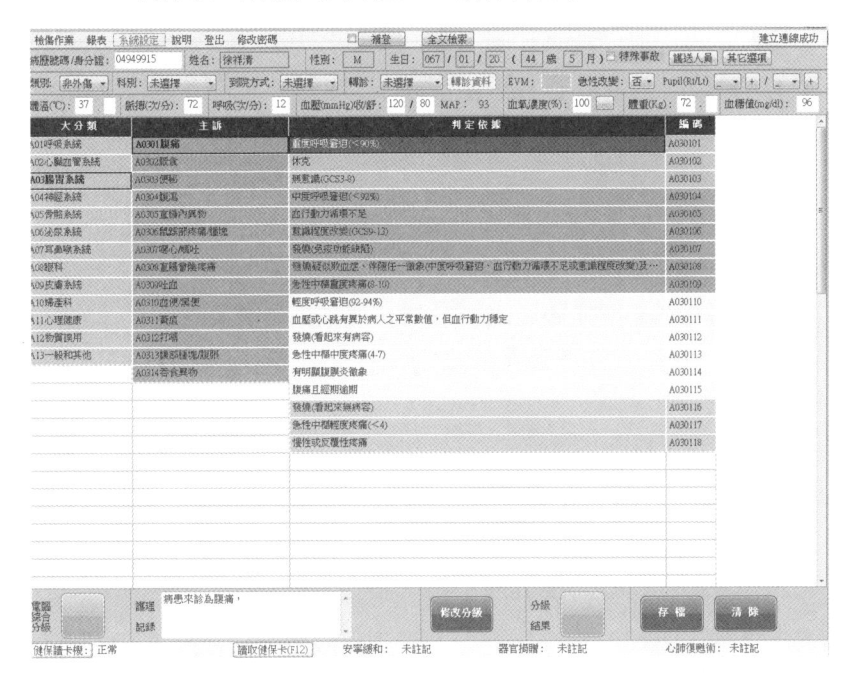

步驟六：檢傷完成按下存檔，儲存成功後會自動產生報表檔列印檢傷紀錄。

結論

檢傷是個案來急診的第一步，也是以快速有效率的方式來篩選出危及個案儘早救治，讓在時間、空間與人力有限的情況下，能夠發揮最大的功效，快速發現問題，解決問題，發揮急診最大的特色——全天候及時搶救病患的能力與職責。

測驗

1. 依「衛生署檢傷分類概要分級表」的五類法，安排下列急診病患處理的優先順序為何？
   1. 45歲女士遭受體表面積15%的二度及5%的三度肢體燒傷，BP: 110/60 mmHg，HR: 100次／分鐘，RR: 24次／分鐘。
   2. 60歲男士腹脹、三天未解便、生命徵象穩定。
   3. 15歲青少年氣喘發作，BP: 120/70 mmHg，HR: 106次／分鐘，RR: 34次／分鐘。
   4. 6歲小弟弟喉嚨痛，BT: 38.9℃，其他生命徵象穩定。

   (A) 1342　(B) 3142　(C) 3124　(D) 1432

   解 (A)

2. 急診檢傷分類標準分為五級，請問下列何者屬於第一級？
   (A)危急（Emergent）
   (B)復甦急救（Resuscitation）
   (C)緊急（Urgent）
   (D)次緊急（Less Urgent）

   解 (B)

3. 70歲王先生因呼吸喘由家人送至急診室，當時呼吸費力、有喘鳴呼吸聲、Sa02≤92%、BT: 38.5℃、SBP<90mmHg、GCS: E3V3M4，2010年實施之臺灣急症檢傷急迫度分級量表（TTAS），此病人之檢傷分類，應屬下列何者？
   (A)一級（復甦急救）　(B)二級（危急）
   (C)三級（緊急）　(D)四級（次緊急）

   解 (B)

4. 就急診檢傷分類之分級，「符合急診條件，雖不會立即危及生命，但病人相當痛苦或生命徵象異常者，應在十分鐘內處理」是屬？

(A)第一級　(B)第二級

(C)第三級　(D)第四級

解 (B)

5. 毒蛇咬傷病患被送入及緊急醫療，醫生應該？

(A)立即處理　(B)應在10分鐘內處理

(C)應在30分鐘內處理　(D)應在2小時內處理

解 (A)

第 4 章

基本救命術

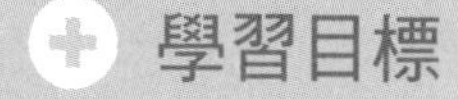

學習目標

- 了解生命之鏈的意義及重要性
- 了解與學習操作心肺復甦術重要性
- 認識自動體外電擊去顫器的操作
- 呼吸道異物梗塞的處理

前言

基本救命術（Basic Life Support, BLS）是指一般民眾受過訓練就能夠執行的急救技術，其內容對內科急症傷病患而言，至少需包括心肺復甦術（CPR）及哈姆立克法；對遭受創傷之病患而言，至少需要有止血、固定、包紮、搬運的基本救治。根據美國近年來「生命之鏈」之觀念，在心臟及呼吸停止之狀態，人的腦細胞於4分鐘開始死亡，於10分鐘內腦死成為定局；據此，全世界目前對病危傷病患之救治目標期望在4分鐘以內有基本救命術（BLS）之救治，以及8分鐘以內有高級救命術（ALS）之救治。

第一節 生命之鏈的意義

生命之鏈（chain of survival）是指一系列行動，如果執行得當，可以降低與心臟疾病相關的死亡率。根據美國心臟協會的數據，院外心臟停止每年影響超過30萬人。突然心臟停止4至6分鐘後，對腦部的損傷即可能發生，超過10分鐘將會造成腦死，大多數傷病患突然心臟停止後的心律在某一時間點會顯示出心室纖維顫動（Ventricular Fibrillation, VF）。這些傷病患從目擊倒下到實施去顫的時間是影響存活的最重要因素，如果沒有施行心肺復甦術，其存活率每分鐘約減少7-10%，若給予心肺復甦術則每分鐘減少至3-4%。目前，70-90%的心臟停止傷病患在到達醫院之前就已經死亡，然而，如果旁觀者可以立即採取正確的步驟，心臟驟停不一定是致命的。因此，一般民眾如果能在只有幾分鐘的時間內採取行動，就可以優化傷者的生存和康復機會。

因此，為了改善院外心臟停止傷病患的生存結果，美國心臟協會—國際復甦聯絡委員會（AHA-ILCOR）在2000年初期推薦了生命之鏈概念。最初，生命之鏈只有包括四個步驟：早期啟動緊急醫療系統（early assess to medical care）是第一個環節，第二個環節是早期心肺復甦術（early CPR），第三個環節是早期去顫（early defibrillation），最後一個環節是早期的高級心臟生命支持（early advanced cardiac life support）。多年來，美國心臟協會在該鏈條中增加了兩個新環節：2010年的復甦後護理（post-resuscitation care），和2020年的身心恢復（physical and emotional recovery）。2020年，美國心臟協會同時發布了針對嬰兒、兒童和青少年的新兒科生命之鏈。

第一環：心臟停止的即時確認，並能啟動緊急醫療救護體系。

第二環：儘早的心肺復甦術，並重視胸部按壓（對因VF引起之突然心臟停止病人可以有2至3倍的存活機會）。

第三環：儘速去顫（對因VF引起之突然心臟停止3至5分鐘內的病人，CPR加上去顫可以有49-75%的存活率）。

第四環：有效的高級救命術。

第五環：完整的復甦後照護。

第六環：復原。

像任何鏈條一樣，生命之鏈的強度取決於其最薄弱的環節。突然心臟停止時的生命之鏈取決於六個相扣的環結：生命之鏈中的前三個環節可由旁觀者執行，而後三個環節則指定給醫療專業人員。

第一環，及早獲得緊急醫療服務（recognition and activation of the emergency response system）指的是，在理想情況下，必須有人識別即將發生的心臟停止，或以其他方式目睹心臟停止，儘快啟動EMS系統並立即呼叫緊急服務。不幸的是，許多出現可能導致心臟停止的症狀（例如心絞痛）的人忽略了這些警告症狀，或者在正確識別這些警告症狀後未能啟動EMS系統，而是先聯繫親屬（例如，老年人經常聯繫他們的成年後代，而不是聯繫緊急醫療服務），因此民眾的再教育就顯得重要。

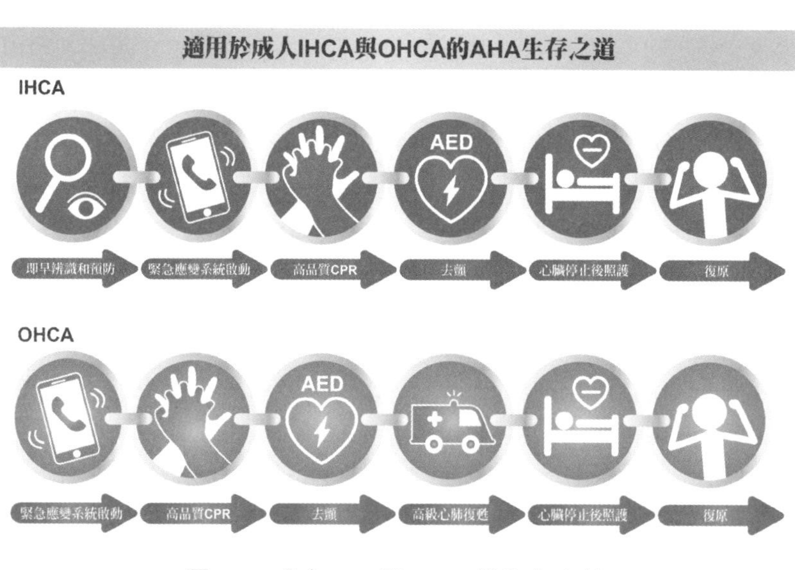

圖4-1　成人IHCA與OHCA的生存之鍊

資料來源：2020 American Heart Association Guidelines for Cardiopulmonary Resuscitation and Emergency Cardiovascular Care. (https://professional.heart.org/en/science-news/2020-aha-guidelines-for-cpr-and-ecc)

第二節 心肺復甦術

為了最有效實行心肺復甦術，旁觀者應在患者倒下後立即提供與施作。在2015年的ACLS Guideline中，美國心臟協會再次強調了在

EMS人員到達之前讓更多旁觀者進行徒手心肺復甦術的重要性，因為目前只有不到40%的院外心臟停止患者，接受到旁觀者施作心肺復甦術。因此指南建議非專業救援人員可對推測為心臟驟停的人開始心肺復甦術。心肺復甦術對患者造成傷害的總體風險很低，即使他們的心臟沒有停止跳動。在臺灣，十大死因統計，心血管疾病占最多，而因心臟疾病每年帶走超過10萬人的生命，隨時隨地都可能有人在你身邊因心臟病而倒下。突然間心臟停止在任何人、任何時間、任何地點，都有可能會突然發生；有人在睡眠中、休息中或是運動中突然倒下心臟停止，有些心血管疾病的患者，因運動前暖身不足，過度的劇烈運動或壓力突然倒下心臟停止，稱為猝死。猝死的心律大多是心室纖維顫動（VF）與無脈搏性心室心搏過速（pVT），因突發性心臟停止，器官將缺乏血液循環，缺血4-6分鐘後，腦細胞就會因缺氧而受到傷害。持續心肺復甦術能將血液送往腦部，在這段時間裡儘快取得AED電擊讓心臟回復心跳；正確執行的心肺復甦術，可以使心臟保持可電擊節律的時間，延長10-12分鐘。

第三節

早期去顫（early defibrillation）與自動體外電擊去顫器（Automated External Defibrillator, AED）

大多數可以搶救回來的成年人是處於心室顫動（VF）或無脈搏性心室心搏過速（VT），早期去顫是最有可能提高生存率的環節，因為去顫可以幫助心臟恢復正常跳動，也被認為是生命之鏈中最重要的環節。在醫院外使用自動體外電擊去顫器（AED）來電擊患者的心臟，進行快速去顫可讓生存機會提高多達30%。雖然心肺復甦術可以人工保持血液流動，然而快速去顫是重新啟動心臟，並將其重置為正常節律的唯一方法。經統計，只有40%經歷心臟停止的成年人接受了心肺復甦術，但只有不到12%的人在EMS到達之前接受了AED的電擊；更重要的是，如果患者沒有接受快速去顫，他們的生存機會每分鐘將減少10%。

隨著大眾越來越意識到快速去顫的重要性，AED在企業、學校甚至家庭中變得越來越普遍。根據2013年行政院衛生署公告《緊急醫療救護法》第14-1條「1.中央衛生主管機關公告之公共場所，應置有自動體外心臟電擊去顫器或其他必要之緊急救護設備。」公共場所包括交通要衝、長距離交通工具、觀光旅遊地區、學校、大型集會場所或特殊機構、大型休閒場所、大型購物場所、旅宿場所以及大型公眾育場或溫泉區等。另外，為了免除他人生命之急迫危險，在第一時間使用AED並且施予急救措施者，適用《民法》及《刑法》緊急避難免責的規定。

AED俗稱傻瓜電擊器，用於患者突然心跳停止時。AED具可攜帶、輕巧、操作簡單，非醫護人員也能使用的特性，同時也是臺聰明的機器，它能自動充電並發出聲音指導操作，也能判斷患者是否需要電擊。若評估患者為心室纖維顫動（VF）或無脈搏性心室心搏過速（VT）時，機器會自動充電並請施作者按下電擊按鈕，電擊後也會告知施作者做胸部按壓，進行CPR 2分鐘會再次評估是否需要再電擊。如果機器評估患者不是心臟本身的問題，則會指示不需電擊，持續做CPR。AED使用方法簡單，操作流程如下：

1. 開（打開AED盒子，打開電源）
2. 貼（將AED貼片貼在患者裸露的胸膛）
   - 成人電擊貼片黏貼位置：

右側 → 右乳頭上，胸骨右側，介於鎖骨下與右乳頭上方。

左側 → 左乳頭下，左外側，近左腋窩下約7公分左右。

➢ 兒童電擊片黏貼位置：

兒童定義：未滿8歲或體重未滿25公斤，請插上「嬰幼兒用功能Key」或將設定轉換為嬰幼兒模式。貼於前胸胸部兩乳頭間，以及後背貼肩頰骨之間。

3. 插（將電極插入電極插孔，有些電極已經插在插孔上，就無需進行此步驟）
4. 電（AED會自動分析心律並語音指示，當AED建議電擊時，須確認無人碰觸患者才可按下電擊鈕）

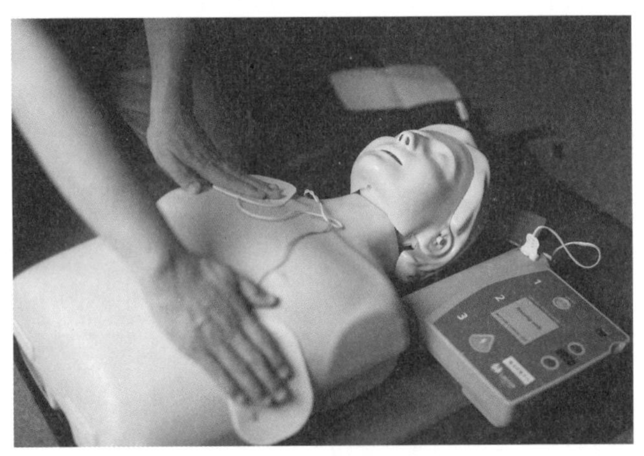

圖4-2　AED使用方法1

說明：將AED貼片貼在患者裸露的胸膛，成人電擊貼片黏貼位置，右側電擊片貼在右胸部上方鎖骨下面，胸骨右側處；左側電擊片貼在左乳頭外側，電擊片上緣要距離左腋窩下約7公分左右。

資料來源：作者拍攝。

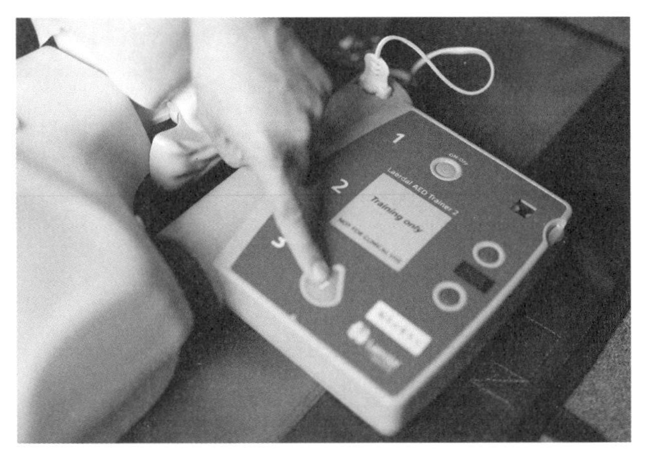

圖4-2　AED使用方法2

說明：電擊時，AED會自動分析心律並語音指示，當AED建議電擊時，須確認無人碰觸患者才可按下電擊鈕。
資料來源：作者拍攝。

使用AED電擊時，特殊情況須注意如下：

1. 若傷病患在水中，請先將傷病患移離水面，用毛巾或乾布擦乾胸部，勿用酒精擦拭。
2. 小於8歲或體重少於25公斤，建議使用兒童貼片，如沒有兒童貼片，仍可使用成人貼片，但禁止以兒童的電擊貼片貼在成人身上進行電擊。
3. 移除身上任何經皮膚吸收的貼片或藥物貼片，以避免影響電流的傳導，導致皮膚燒傷。
4. 胸毛太長需剃除清潔，但以現場狀況考量，爭取時間最重要。
5. 若有裝置心律調節器，電擊貼片應距離體內裝置至少3-5公分以上，成人只要依正確位置貼上貼片，都能避開。

可電擊的心臟驟停傷病患越早電擊治療，將有越好的預後，當病人在倒地後3至5分鐘內做CPR加上去顫，存活率可達49-75%；考慮到腦部細胞在心跳停止後4至6分鐘就開始損傷，依據院內外設備和人力的不同，使用電擊器的目標，建議為院內3分鐘內，院外5分鐘內。

第四節 心肺復甦術的施行

CPR的操作步驟主要可以以「叫叫CABD」六字口訣來記憶，在開始之前，需確認環境安全，尤其是在院外與災害現場。急救人員首先高舉雙手環顧四周，確定傷病患與急救員處在安全的環境，如果環境危險則需將傷病患脫離危險區後再進行急救。

1. 叫（呼吸及拍肩確認意識）

大聲呼叫患者並拍打雙肩。大聲對患者呼叫「眼睛張開」並檢查其意識，確認有無意識與呼吸。若確認患者已經沒有呼吸，繼續進行接下來的步驟。

2. 叫（呼救及呼叫救護車）

求救、呼叫救護車與取得AED。如果身旁有其他人的話，建議先請其他人撥打119，自己同步進行CPR；若只有自己一人，則先撥打求救電話，再進行CPR。若手機無訊號可撥打「112」，部分手機在無SIM卡或沒訊號撥打「119」時，已有自動跳接「112」功能。此外，如果附近有自動體外心臟電擊去顫器（AED），請盡快取來。在與119通話過程中，必須提供有用且重要的訊息。

- 事故地點（詳細地址或明顯地標）。
- 傷病患狀況（人數、年齡、病情）。

- ➢ 傷病患若成人先打119求救，以下情況例外：溺水、創傷、藥物中毒、年齡在8歲以下，以及無旁人協助時，先CPR 2分鐘再求救119。
- ➢ 不要先掛掉電話，聽從119值勤人員指示。

3. C（按壓胸口，Compressions）

保持身體穩定呈跪姿於患者身側，身體微微向前傾（方便施力），雙手交疊（一隻手的手掌蓋於另一隻手背，兩手手指扣住），手臂打直，掌根置於傷病患兩乳頭連線之中點後，開始按壓（表4-1）。

- ➢ 用力壓：按壓深度至少為5公分。
- ➢ 快快壓：至少100-120次／分鐘的按壓速率。
- ➢ 胸回彈：每次按壓後確保完全的胸部回彈。
- ➢ 莫中斷：盡量避免中斷，中斷時間不超過10秒，繼續執行，直到患者有反應或119人員到達。
- ➢ Hands-Only CPR：若施救者不操作人工呼吸，則持續做胸部按壓每分鐘100-120次，持續2分鐘。

表4-1　大人、兒童與嬰兒的胸外按壓位置與方法

	大人	兒童	嬰兒
位置	兩乳頭連線的中央胸骨處	兩乳頭連線的中央胸骨處	兩乳頭兩乳頭連線下
方法	兩手掌根重疊	一手	2或3根手指頭

4. A（暢通呼吸道，Airway）

如果你接受過CPR訓練且有意願施行人工呼吸，在按壓胸口30下之後，請用「壓額抬下巴」的方式，一手按住患者額頭向後傾斜，另一手抬高患者下巴，此方法可將舌根移除，讓呼吸道暢通。

5. B（人工呼吸，Breathing）

檢查患者呼吸，可以透過：（1）看：眼睛看胸部起伏。（2）聽：耳朵聽呼吸聲。（3）感覺：臉頰感受鼻子呼出的熱氣。若患者無呼吸，在呼吸道暢通的狀態下，捏緊他的鼻子，用你的嘴巴覆蓋住患者的嘴巴，不要留空隙，施行人工呼吸（若患者是大人及兒童，以口對口人工呼吸；若患者為嬰兒時，採嘴對口鼻人工呼吸）。首先朝患者口中吹一口氣（每次1秒），同時查看患者胸部有無起伏。

- 有起伏：繼續吹第二口氣，完成後回到C步驟繼續按壓胸口。
- 無起伏：再次進行壓額抬下巴的動作，確認患者呼吸道是否暢通後，再次吹氣，第二次吹氣仍失敗時，則應繼續胸外按壓。

胸部按壓與人工呼吸的比例為30：2，也就是當你吹完兩口氣之後，不論患者胸部是否有起伏，請馬上回到C步驟，繼續按壓患者胸口30下，再進行人工呼吸。以此為循環，直到患者恢復正常呼吸、有動作反應或醫護人員到達。請注意，勿給予患者過多人工呼吸，而忽略按壓，這樣反而會本末倒置。

6. D（去顫，Defibrillation）

若此時已有AED可使用的話，請依照說明操作。需要特別注意的是，AED與CPR的功能並不相同，AED是利用電擊刺激心律不正常的心臟，使其能夠「重新開機」。即便回復正常心律，如果心臟仍然相當虛弱，仍需要靠CPR輔助心臟泵血。如果傷病患有呼吸或者會動，但仍無意識時，無外傷者採復甦姿勢，儘速送醫。

第五節
呼吸道異物梗塞的處理

呼吸道異物梗塞是指異物堵住呼吸道，因咀嚼食物倉促吞嚥，或異物誤入氣道所造成。當任何物體誤入氣管時，就可能造成呼吸道全部或部分梗塞導致呼吸困難，若4至6分鐘內不施予異物梗塞急救法，常會造成呼吸停止而致命。圖4-3為呼吸道異物梗塞的求救示意圖。

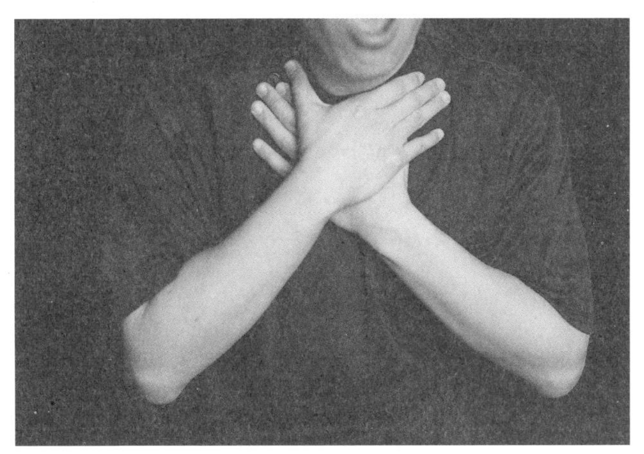

圖4-3　通用呼吸道異物哽塞求救訊號「V」

說明：以拇指與其他四指字型至於頸部以表示呼吸道梗塞。
資料來源：作者拍攝。

1. 症狀

- 輕度梗塞處理：此時患者仍有呼吸，並會激烈咳嗽，鼓勵患者彎腰低頭，用力咳嗽，將異物咳出，切勿拍背。若實在咳不出，可能異物已掉入支氣管，應立即送醫使用氧氣，藉助支氣管鏡夾出。

- 重度梗塞處理：患者多半在進食中異物掉入呼吸道，以致突然不能說話、不能呼吸、不能咳嗽、臉色發紫。

2. 處理方法

- 輕度異物哽塞：鼓勵患者彎腰用力咳嗽，將異物咳出，此時不要拍背，不要加以干擾，直到異物咳出，或是咳不出進入重度哽塞的狀況。
- 重度異物梗塞：

（1）自救法：患者可用椅背、桌緣或用一手握拳，壓擠肚臍稍上方的腹部，排出異物。

（2）腹部擠壓哈姆立克法（Heimlich maneuver）（圖4-4）

a. 用於重度異物哽塞清醒的患者，首先詢問患者是否哽到嗎？如果患者點頭，立即協助執行哈姆立克。

b. 患者雙腳張開與肩同寬，身體前傾；施救者前弓後箭，腹部在前，側身站立，前腳跨於患者雙腳前方，雙手環抱傷者，拳眼置於肚臍上方，快速向內向上按壓。

c. 哈姆立克法可重覆施行直到移出異物或患者進入昏迷狀態。

（3）胸部擠壓哈姆立克法

a. 適用於孕婦或肥胖者，首先詢問患者是否哽到嗎？如果患者點頭，立即協助執行哈姆立克。

b. 將腹部擠壓的動作，改為胸部擠壓。

c. 擠壓位置與 CPR 按壓位置相同，急救人員的姿勢與腹部擠壓法相同。

d. 以胸部按壓位置施救，重覆施行直到異物被移出或患者進入昏迷狀態。

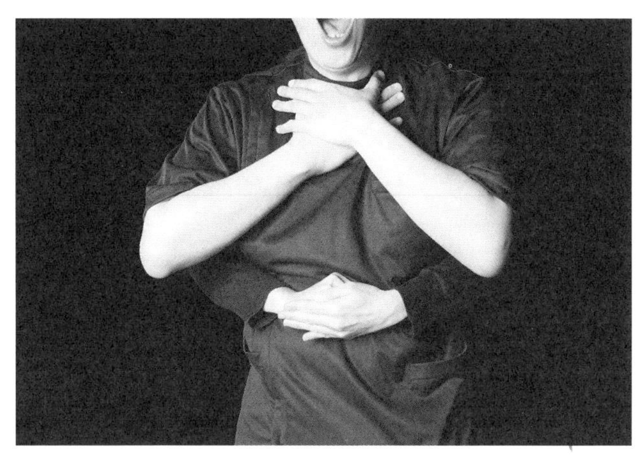

圖4-4　腹部擠壓哈姆立克法（Heimlich maneuver）

說明：施救者雙手環抱傷者，拳眼置於肚臍上方，快速向內向上按壓。
資料來源：作者拍攝。

➢ 重度異物哽塞昏迷者：

（1）當患者昏迷時，施救者順勢用雙手勾住患者雙腋下，讓患者順著施救者腿部慢慢滑放地上，以將患者安全仰臥。

（2）依急救口訣「叫叫C-A-B」進行急救。

叫：確認患者有無意識、有無呼吸。

叫：求救119。

C：胸部按壓30次。

A：壓額抬下巴，打開呼吸道，每次吹氣前檢查口腔，取出可見異物。

B：如果氣不能吹入，重新暢通呼吸道，檢查口腔，再吹。

第六節
早期高級救命術（Advanced resuscitation）、心臟停止後照顧（Post-cardiac arrest care）、復原（Recovery）

救護技術員如果能提供早期高級生命支持是生存鏈中的另一個關鍵環節。在國外，一些ACLS救護車提供者會使用藥物來控制疼痛、心律不整、休克和肺水腫。監測心律以識別任何可能致命的心律不整，或啟動經皮心臟節律器；甚至於還能夠提供MONA（嗎啡、氧氣、硝酸甘油舌下含片和阿司匹林），用於心臟疾病的到院前治療。

現今在臺灣救護車提供者可在患者到院前先做心電圖，並將其檢查結果傳送到接收醫院機構，從而更早地診斷出心臟病發作，並顯著縮短在醫院提供適切治療的時間，這種到達前ECG和通知已被證明可以改善患者的預後。如果患者在事件現場或送醫的路上出現併發症，救護車提供者可以實施挽救生命的治療，包括心肺復甦術、快速去顫電擊、氣道管理和靜脈注射藥物。

復原（Recovery）是美國心臟協會在2020年將其添加為生命之鏈中的第六個環節，內容包括心臟停止倖存者在醫院接受治療、監測和康復，以及患者對焦慮、抑鬱和創傷後壓力的評估；這些問題如不妥善處理都可能導致未來事件的重複發生。在出院前，美國心臟協會建議心臟驟停倖存者需接受身體、神經、心肺和認知障礙的康復評估和治療，還建議心臟驟停倖存者及其護理人員規劃全面的多重出院計畫，包括醫療和康復治療建議，以達到恢復活動和工作的期望。患者在事件發生住院後，經長時間治療仍有機會從心臟驟停中恢復，因此美國心臟協會在2020年的指南中建議，需對患者的身體、認知和社會心理需求進行正式評估和支持。

結論

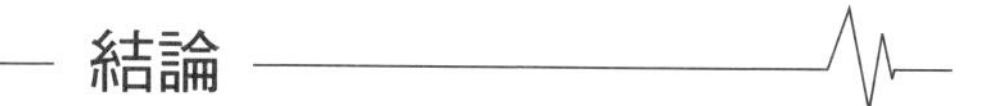

基本救命術是急救的根本步驟，從到院前的啟動緊急醫療系統、心肺復甦與早期電擊，送醫途中的高級救命術，以及到院後的後續照護與復原，都是連貫成生命之鏈的每一環，能夠了解其內涵將有助於對急診醫學的根本認識。

附件

民眾版心肺復甦術參考指引摘要表

衛生福利部於 110 年 4 月 23 日修訂

對象 步驟/動作		成人 ≧8 歲	兒童 1-8 歲	嬰兒(新生兒除外) <1 歲
確認現場安全		確認環境不會危及施救者和患者的安全		
(叫)確認意識		無反應		
(叫)求救，打 119 請求援助，如果有 AED，設法取得 AED，進行去顫※ **聽從 119 執勤人員指示** 如用手機打 119 求援，求援後開啟擴音模式		先打 119 求援	先打 119 求援 (只有一個人也沒有手機時，先進行五個循環的 CPR，再打 119 求援)	
CPR 步驟		確認呼吸狀況：沒有呼吸或幾乎沒有呼吸		
		C-A-B		
(C)胸部按壓 Compressions	按壓位置	胸部兩乳頭連線中央(胸骨下半段)		胸部兩乳頭連線中央之下方
	用力壓	5 至 6 公分	至少胸廓前後徑 1/3(約 5 公分)，勿超過 6 公分	至少胸廓前後徑 1/3(約 4 公分)
	快快壓	100 至 120 次/分鐘		
	胸回彈	確保每次按壓後完全回彈		
	莫中斷	儘量避免中斷，中斷時間不超過 10 秒		
若施救者不操作人工呼吸，則持續作胸部按壓				
(A)呼吸道 Airway		壓額提下巴		
(B)呼吸 Breaths		吹兩口氣，每口氣 1 秒鐘，可見胸部起伏		
按壓與吹氣比率		30:2 (兒童和嬰兒 2 名以上的施救者 15:2)		
		重複 30:2 之胸部按壓與人工呼吸 直到患者開始有動作或有正常呼吸或救護人員到達為止		
※(D)去顫 Defibrillation		儘快取得 AED		
		使用成人 AED 及電擊貼片	優先使用兒童 AED 及電擊貼片；如果沒有，則使用成人 AED 及電擊貼片	如果沒有可以使用手動電擊器的救護人員，則使用兒童 AED 及電擊貼片；如果仍沒有，則使用成人 AED 及電擊貼片

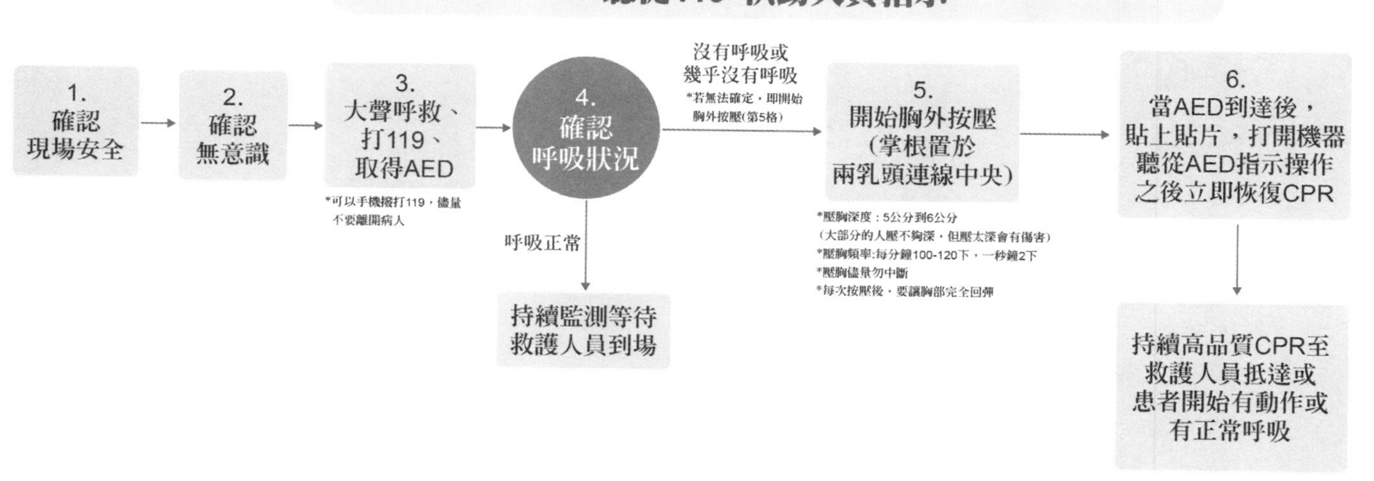

台灣 民眾CPR+AED 成人簡易版流程圖
聽從119 執勤人員指示
1. 確認現場安全
2. 確認無意識
3. 大聲呼救、打119、取得AED
*可以手機撥打119，儘量不要離開病人
4. 確認呼吸狀況
沒有呼吸或幾乎沒有呼吸
*若無法確定，即開始胸外按壓(第5格)
呼吸正常
持續監測等待救護人員到場
5. 開始胸外按壓（掌根置於兩乳頭連線中央）
*壓胸深度：5公分到6公分
（大部分的人壓不夠深，但壓太深會有傷害）
*壓胸頻率:每分鐘100-120下，一秒鐘2下
*壓胸儘量勿中斷
*每次按壓後，要讓胸部完全回彈
6. 當AED到達後，貼上貼片，打開機器聽從AED指示操作之後立即恢復CPR
持續高品質CPR至救護人員抵達或患者開始有動作或有正常呼吸

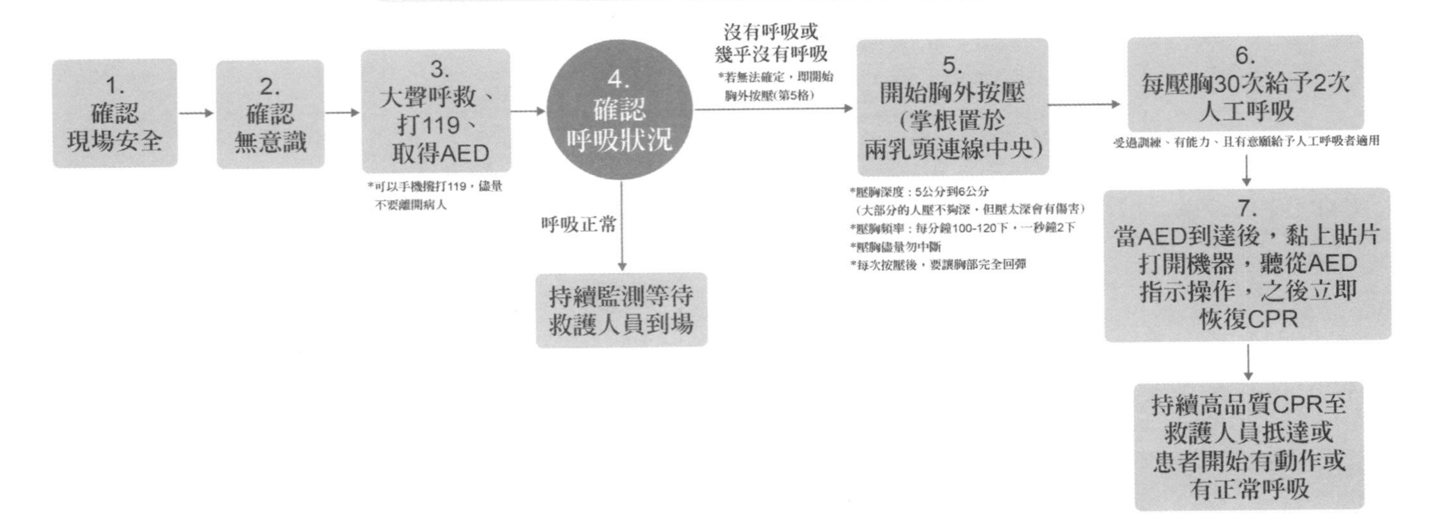
台灣 民眾CPR+AED 成人完整版流程圖
聽從119 執勤人員指示
1. 確認 現場安全
2. 確認 無意識
3. 大聲呼救、打119、取得AED
*可以手機撥打119，儘量不要離開病人
4. 確認 呼吸狀況
呼吸正常
持續監測等待救護人員到場
沒有呼吸或幾乎沒有呼吸
*若無法確定，即開始胸外按壓(第5格)
5. 開始胸外按壓 (掌根置於兩乳頭連線中央)
*壓胸深度：5公分到6公分
(大部分的人壓不夠深，但壓太深會有傷害)
*壓胸頻率：每分鐘100-120下，一秒鐘2下
*壓胸儘量勿中斷
*每次按壓後，要讓胸部完全回彈
6. 每壓胸30次給予2次人工呼吸
受過訓練、有能力、且有意願給予人工呼吸者適用
7. 當AED到達後，黏上貼片打開機器，聽從AED指示操作，之後立即恢復CPR
持續高品質CPR至救護人員抵達或患者開始有動作或有正常呼吸

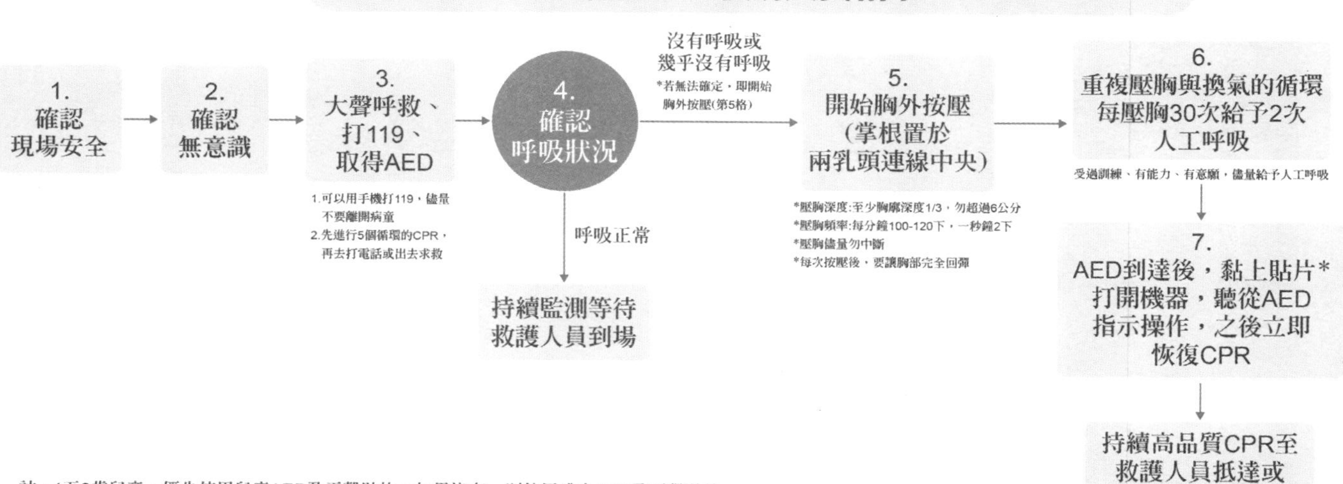

註：1至8歲兒童，優先使用兒童AED及電擊貼片；如果沒有，則使用成人AED及電擊貼片

測驗

1. 有關成人OHCA院外心跳停止「生存之鏈」（Chain of survival）排列順序，何者正確？1. 高品質CPR（High quality CPR）、2. 進階高級心臟救命術（Advanced resuscitation）、3. 早期求救（Activation of emergency response）、4. 早期電擊治療（Defibrillation）、5. 整合之心臟停止後照護（Post-cardiac arrest care）、6.復原（Recovery）

   (A) 1-2-3-4-6-5　(B) 2-3-1-4-6-5
   (C) 4-2-1-3-5-6　(D) 3-1-4-2-5-6

   解 (D)

2. 根據以往之統計，病人發生VF倒地後，若沒有接受CPR，也未接受去顫電擊，每過一分鐘存活率約下降？

   (A) 3-4%　(B) 12-15%
   (C) 7-10%　(D) 18-20%

   解 (C)

3. 在醫院外發生心跳停止的病人，所謂早期電擊是指病人倒地後，盡可能在幾分鐘內給予使用自動電擊器，對於心跳停止病人有較好的預後？

   (A) 6分鐘　(B) 7分鐘　(C) 3分鐘　(D) 5分鐘

   解 (D)

4. 專業人員面對無意識的病人，檢查脈搏時間不應該超過？

   (A) 3秒　(B) 10秒　(C) 15秒　(D) 1分鐘

   解 (B)

5. 關於成人高品質胸部按壓的描述，下列敘述何者正確？
(A)以4公分深度無干擾的按壓
(B)胸部按壓但不須通氣
(C)讓胸部完全回彈，按壓及回彈時間各占50%
(D)按壓速率低於 100次／分鐘或高於120次／分鐘
解 (C)

6. 2020年版美國心臟協會ACLS準則再次強調胸部按壓質量的重要性，有關按壓深度，下列何者正確？
(A)成人壓胸深度為5-6公分
(B)嬰兒壓胸深度為4公分或胸廓厚度1/3
(C)小孩壓胸深度為5公分或胸廓厚度1/3
(D)以上皆是
解 (D)

7. 體外心臟按摩所造成的心輸出量為正常情形時的多少？
(A) 10-20% (B) 20-24%
(C) 25-33% (D) 46-50%
解 (C)

8. 由施救者口中吹氣，其氧濃度為多少？
(A) 25% (B) 17%
(C) 15% (D) 13%
解 (B)

9. 有關2020年美國心臟協會ACLS準則的最新復甦指導原則，何者錯誤？
   (A)OHCA成人生命之鏈，強調儘早CPR：先做胸部按壓並進行快速去顫。
   (B)急救時設置高級呼吸道後，配合持續胸部按壓，每分鐘要給 8 次的吹氣。
   (C)Sudden Cardiac Arrest（突然心跳停止）之診斷重點是：無反應和無呼吸或僅有喘息的組合。
   (D)以量化潮氣末二氧化碳（$PETCO_2$）濃度監測CPR品質時，若小10mmHg，需嘗試改善CPR品質。

   解 (B)

   說明：放置進階呼吸道後，施救者不需要再施予30：2的CPR。直接給予持續的胸部按壓（不需因呼吸而暫停），每分鐘給予10次之吹氣。

10. 根據2020年版美國心臟協會ACLS準則，針對院外心臟停止研究結果，有關建議透過智慧型手機之急救相關應用程式或簡訊呼叫求救，下列何者正確？
   (A)可縮短旁人反應時間、增加旁人施率
   (B)增加出院存率
   (C)可縮短電擊時間
   (D)以上皆是

   解 (D)

11. 根據2020年版美國心臟協會ACLS準則，針對提高CPR品質研究結果之建議，下列何者正確？
(A)使用視聽回饋設備監測，可以提升急救品質
(B)再次強調胸部按壓質量的重要性
(C)當CPR時使用連續監測的動脈血壓和$ETCO_2$，可以促進急救品質
(D)以上皆是
解 (D)

12. 有關2020年版美國心臟協會ACLS準則，對於生存之鏈之敘述，下列何者正確？
(A)新增OHCA、IHCA之第六環「復原」（recovery）。
(B)第六環也建議連同其照護者，包含醫療與復健治療之全方位及多方面的出院計畫、以便回到工作崗位上。
(C)第六環係指對心臟停止救回者在出院前，提供身體、神經、心肺和認知失能多方面的評估。
(D)以上皆是。
解 (D)

13. 有關CPR之描述，下列何者錯誤？
(A)不論一或二人，操作成人循環式CPR，壓、吹比均為30：2。
(B)人工呼吸吹氣時最好深吸一口氣再吹。
(C)非醫療專業施救者，只要看起來是瀕死的喘息（agonal gasps）、高度懷疑心跳停止時就需CPR。
(D)應連續作五個循環，或每2分鐘檢查一次心律。
解 (B)

14. 當執行完CPR五個循環後若心律改變，經評估脈搏已恢復，但仍無呼吸時，尚未建立高級呼吸道，下列何者正確？
(A)快速連續給氣，每口1秒鐘
(B)擺復甦姿勢
(C)維持每分鐘10次／分，約每隔6秒給一口氣
(D)以上皆是
解 (C)

15. 下列描述，何者正確？
(A)有關CPR，壓胸位置為胸部中央，壓胸深度為至少2吋。
(B)按壓時可每兩分鐘換手一次，避免施救者耗竭。
(C)若有插管，壓胸與呼吸則各自獨立執行，不須維持30：2。
(D)以上皆是。
解 (D)

16. 只有單一人時，下列何種情況，應先急救2分鐘再去求救？
(A)溺水 (B)創傷病人
(C)藥物中毒 (D)以上皆是
解 (D)

17. CPR急救時，病人已插置氣管內管，可暫時停止胸部按壓的時機是？
(A)電擊器充電時 (B)給予正壓呼吸時
(C)檢查心律時 (D)給Epinephrine IV push時
解 (C)

18. 醫療上及法律上接受，終止CPR的時機是？

(A) CPR 30分鐘後仍無效

(B)在經過BLS及ACLS之努力，仍無適當反應時

(C)當對腦部是否完全恢復有疑問時

(D)瞳孔對光無反應

解 (B)

19. 孩童心跳停止（cardiac arrest）之主要原因為？

(A)呼吸停止後之缺氧 (B)心肌梗塞

(C)心臟瓣膜疾病 (D)致命性心律不整

解 (A)

20. CPR按壓速率為每分鐘100-120次，依據大型臨床研究分析，發現過快的按壓速率會導致下列那一項？

(A)施救者容易疲勞 (B)張力性氣胸

(C)按壓深度不足 (D)肋骨骨折

解 (C)

21. CPR做人工呼吸時，在嘗試吹氣後，患者胸部沒有起伏，下列何者不能解釋此種現象？

(A)未正確打開患者呼吸道

(B)沒有起伏是正常的，不必在意

(C)患者口中有異物阻塞

(D)口對口吹氣時有漏氣發生

解 (B)

22. 下列敘述，是對已有高級呼吸道裝置病人，提供成人高品質CPR的最佳策略？
⑷兩位施救者（通氣與胸部按壓）需每分鐘交換位置。
⑻提供以30：2比例的胸部按壓及通氣。
⑿提供沒有停頓的持續性胸部按壓及每分鐘10次通氣。
⒃在胸部按壓停頓時，提供每6秒一次的兩次通氣。
解 (C)

23. 在成人高品質CPR中，下列何者可幫助減少胸部按壓的干擾？
⑷只在通氣時給予藥物。
⑻在電擊器充電時，繼續按壓。
⑿在電擊後立即檢查脈搏。
⒃當手動去顫器到達時，繼續使用AED。
解 (B)

24. 下列關於AED使用上的相關敘述，下列何者為是？
⑷若病患無反應但呈現瀕死的呼吸（Agonal gasps）則AED不能使用。
⑻如病患裝置有心臟植入物，則AED貼片仍可貼在植入物相對胸口位置上。
⑿1-8歲兒童應使用兒童用AED貼片及兒童電擊劑量AED，但若無法取得則也不應使用成人型AED。
⒃如病患的心臟內電擊器（ICD）正在產生電擊的過程（病患胸前肌肉有類似體外電擊的收縮動作），則應等30至60秒後待ICD完成電擊後再放置AED貼片。
解 (D)

25. 在成人高品質CPR的BLS守則中，下列何者可改進胸部按壓品質？
(A)按壓深度越深效果越好。
(B)不建議每次按壓後胸部完全回彈，以確保按胸深度。
(C)按壓胸骨上半部，並予每分鐘100-120次按壓。
(D)每兩分鐘（五個週期）胸部按壓後，交換CPR提供者。
解 (D)

26. 關於AED，下列何者不正確？
(A)找不到適當電擊貼片時，大人電擊貼片可用在小孩身上。
(B)電擊及機器分析心率時，不應接觸病患。
(C)電擊後應檢測脈搏，確認有無ROSC。
(D)電擊完後，繼續CPR 2分鐘，再評估心律。
解 (C)

27. 有關CPR對於治療心室纖維顫動（VF）病人之敘述，何者有誤？
(A)去顫開始時間，和目擊者開始CPR時間，與VF病人存活率相關。
(B)如果目擊者能立即CPR，許多VF的成人可能存活而無神經功能障礙，尤其是在Sudden cardiac arrest發生5分鐘內進行去顫者。
(C)單獨執行CPR，可以消除大多數VF並恢復灌注心律。
(D)CPR能延長VF持續時間（即延長去顫到心搏停止之時間），並為心臟和腦提供少量攜帶氧和養分的血流。
解 (C)

28. 有關AED自動去顫器的使用，下列敘述何者正確？
(A)溺水病患，若需要電擊時，應將病患胸前的水擦乾再電擊。
(B)若病患胸前有使用藥品貼片，電擊時不需要避免接觸到貼片。
(C)去顫時為搶救生命，應儘快電擊，不須確認是否人員接觸病人。
(D)電擊板放在胸部任何位置，其電擊時效果都是一樣的。
解 (A)

29. AED的操作有四項共通的流程（Universal AED common steps）如下，請問其正確先後順序為何？1.分析心律、2.貼上電擊片、3.按下電擊按鈕、4.打開電源
(A) 4-1-2-3　(B) 2-1-4-3　(C) 4-2-1-3　(D) 2-4-1-3
解 (C)

30. 根據BLS的通用流程，一位男性在遊樂場內突發性倒地，你協助幫忙急救，並使用AED分析心律，AED指示要電擊，在給過1次電擊之後，病人沒有反應，下一步應如何處置？
(A)讓AED再分析一次心律。
(B)立刻給予30：2循環之CPR，兩分鐘後AED自動會再次分析心律。
(C)立刻給予五個30：2循環之CPR，然後再評估脈搏。
(D)移除AED，然後立刻給予持續之CPR，直到救護人員到達。
解 (B)

第 5 章

無脈搏之心律

學習目標

- 心室顫動（VF）、無脈搏心室心過速（pulseless VT, pVT）
- 無脈搏電活動（Pulseless Electric Activity, PEA）
- 無收縮（Asystole）

前言

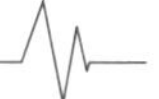

在到院前的心跳停止，我們在基本救命術（basic life support, BLS）中講述過如何啟動緊急醫療救護系統（emergent medical services, EMS），並且實施心肺復甦術（cardiopulmonary resuscitation, CPR）、及早取得使用AED進行心室顫動（ventricular fibrillation, VF）或無脈心室心搏過速（pVT）的去顫電擊，以等候救護技術人員到達現場接手急救並且送醫。身為醫療從業人員更應該需能夠快速辨識惡性可電擊之心律來電擊去顫治療，ROSC後支持治療和根本原因治療。心臟停止心律主要分成四種：心室顫動（VF）、無脈搏心室心過速（pulseless VT, pVT）、無脈搏電活動（pulseless electric activity, PEA）和無收縮（Asystole），前兩種為可電擊心律，須要儘早去顫電擊。成人大多數心臟停止是由心臟原因引起，尤其是心肌梗塞和心電傳導異常；非心臟原因的停止（例如，由於呼吸衰竭、中毒、肺栓塞或溺水）也很常見，在這種情況下須對可逆性潛在原因的治療（圖5-1、圖5-2、圖5-3）。

第一節
心室顫動（VF）、無脈搏心室頻脈（pulseless VT, pVT）

心室顫動（VF）是指心電圖上QRS波呈現雜亂不規則，稱為沒組織的（non-organized）心電活動，造成心臟肌肉顫動，不能產生有效心室收縮，摸不到脈搏。VT心電圖上QRS波呈現有組織的（organized）心電活動，分成單型（QRS波型相同）和多型（QRS波型呈現多種變化），VT可以有或沒有脈搏，若沒脈搏就稱為沒脈搏

VT（pVT），屬於心臟停止流程；若有脈搏，屬於心搏過速流程。VF和pVT這兩種心律為可電擊心律，除了高品質CPR外，要儘快去顫電擊，口訣為「電擊（shock）→ CPR → 檢查（check）」，代表「電擊 → CPR 2分鐘（或五個循環）→ 檢查（分析心律是否需要電擊）」順序，不斷重複「電擊—CPR—檢查」步驟，包括CPR、電擊、給藥和插管（圖5-4）。

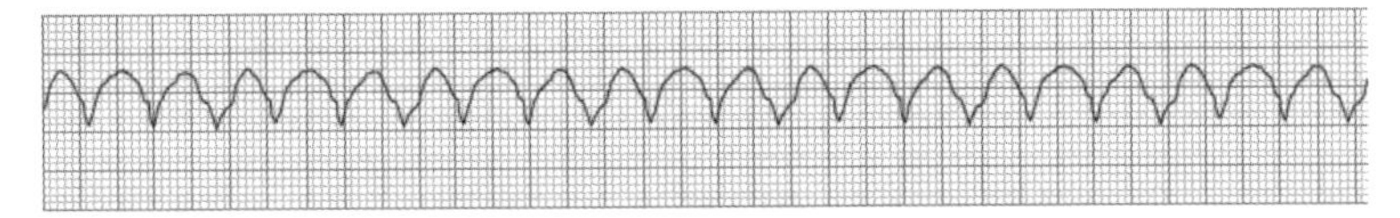

圖5-1　心室頻脈（VT）

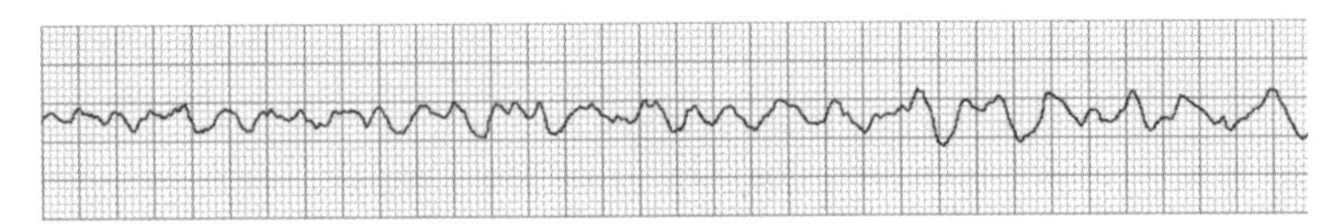

圖5-2　心室顫動（VF）

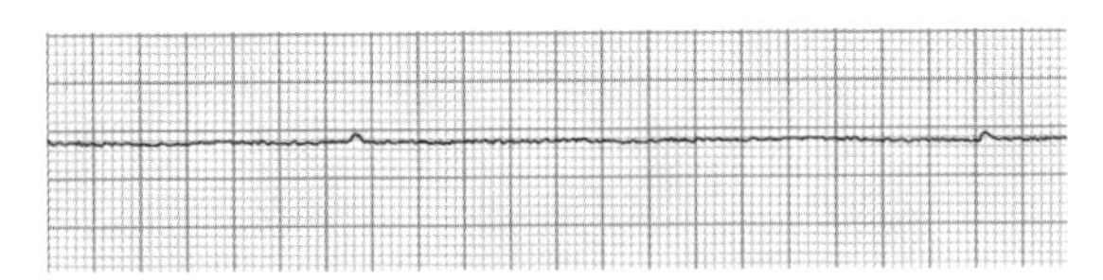

圖5-3　無收縮（Asystole）

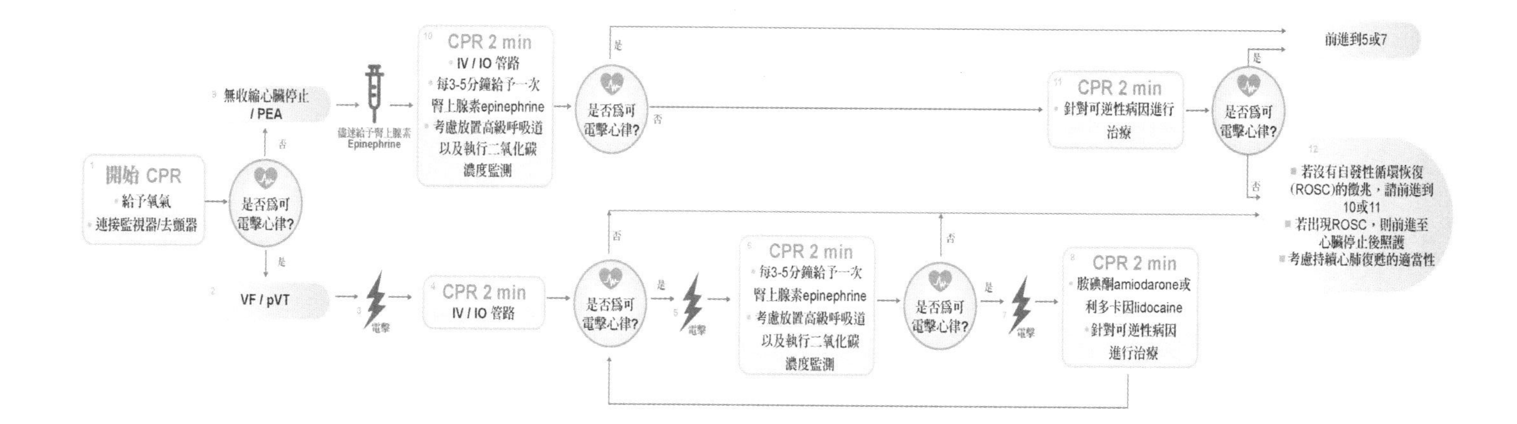

CPR品質	去顫的電擊能量	藥物治療	高級呼吸道	自發性循環恢復(ROSC)	可逆性病因
▪ 用力(深度至少5公分)並快速(速率100-120/min)按壓，並確保胸部完全回彈。 ▪ 盡可能避免中斷壓胸動作。 避免過度通氣。 ▪ 每2分鐘更換一次按壓者，疲倦時可提早更換。 ▪ 如果沒有使用高級呼吸道，則維持30:2的按壓通氣比率。 ▪ 量化波形二氧化碳濃度監測–如果P_{ETCO_2}過低或降低，請重新評估CPR品質。	▪ 雙相：製造商建議(例如初次的能量劑量爲120-200 J)；若能量劑量未知，則使用最大可用劑量。 ▪ 第二與後續劑量應相同，且可以考慮使用更高劑量。 ▪ 單相：360 J	▪ 腎上腺素(epinephrine) IV / IO劑量：每3-5分鐘 1mg。 ▪ 胺碘酮(amiodarone) IV / IO劑量： 第一劑：300 mg，推注。 第二劑：150 mg。 或 ▪ 利多卡因(lidocaine) IV / IO劑量： 第一劑：1-1.5 mg/kg。 第二劑：0.5-0.75 mg/kg。	▪ 氣管插管或聲門上高級呼吸道。 ▪ 透過波型二氧化碳濃度監測或二氧化碳計量測定，確認並監測氣管內管放置位置。 ▪ 放置好高級呼吸道後，每6秒通氣1次(10次/min)，期間須持續病人胸部按壓。	▪ 脈搏和血壓 ▪ P_{ETCO_2}突然持續增加(通常≧40mm Hg)。 ▪ 透過動脈內參數監測，觀察自發性動脈壓波動。	▪ Hypovolemia 低血容 ▪ Hypoxia 缺氧 ▪ Hydrogen ion(acidosis) 氫離子(酸中毒) ▪ Hypo-/hyperkalemia 低血鉀/高血鉀 ▪ Hypothermia 低體溫 ▪ Tension pneumothorax 張力性氣胸 ▪ Tamponade,cardiac 心包填塞 ▪ Toxins 中毒 ▪ Thormbosis, pulmonary 肺栓塞 ▪ Thormbosis, coronary 冠狀動脈栓塞

圖5-4　無脈搏之急救流程

資料來源：胡勝川等（2021）。《ACLS精華》，第六版。

在處理心跳停止的情形時，可以藉由心電圖監視器來鑑別心律狀況，如果是因為心室顫動（VF）、無脈搏心室頻脈（pulseless VT, pVT）所造成的，須採取以下幾個處置措施：

1. 電擊操作

當電擊器準備中而病患無脈搏時，應對心臟停止病人施行CPR，直到電擊器充電完成，然後立刻進行去顫電擊。當已用上或立即可用去顫器時，施救者目擊或有監視器的VF/pVT應快速立即去顫。

電擊前要檢查胸前皮膚；如有止痛貼片或藥物貼片，要先去除以免引起火花、燒焦皮膚；如發現皮下裝有心臟節律器，只要電擊板避開即可。先將電擊板塗上潤滑膠，電擊板放置位置可以「右前—左外側」、「前—後」、「前—左肩胛下」、「前—右肩胛下」等位置，以約25磅力量下壓，有些機型可看到電擊板上指示燈顯示，表示接觸良好。當充電完成聲音響起，施救員要喊出：「你離開、我離開、大家都離開」，以確保無人誤觸與電擊作業的安全。正確流程應為對心臟停止病人電擊後立即恢復壓胸，而不是暫停CPR進行電擊後心律檢查。

使用新式雙相波電擊器，施救者應使用製造商的建議能量（120~200 J）來治療VF，若施救者不知有效劑量範圍，則可用最大劑量。第二次或後續能量應至少相同，或可考慮更高劑量。若使用舊式（已停產）單相波電擊器，施救者應給予360 J於一開始及後續電擊。若VF電擊終後又再復發，可用先前成功電擊能量來進行電擊。

2. 藥物使用

治療VF/pVT的藥物共有二種，第一為增壓強心劑、第二為抗心室心律不整藥物。增壓強心劑為Epinephrine1mg IV/IO推注，原則是

Epinephrine 1mg每3-5分鐘給藥。當進行「電擊—CPR—檢查」時，依據流程於第二次去顫電擊無效後，開始每2分鐘CPR給一次藥，第一藥物是增壓強心藥，即Epinephrine1mg IV/IO推注，下一輪2分鐘CPR後換成抗心室心律不整藥物Amiodarone 300 mg IV/IO推注（第一劑），之後兩者輪流，即Epinephrine 1 mg、Amiodarone 150 mg（第二劑）、Epinephrine 1 mg，輪流給藥，原則是Epinephrine 1mg／3-5分鐘，平均約4分鐘，配合每2分鐘CPR給一次藥，即每間隔次2分鐘CPR給一次Epinephrine IV/IO推注。2018年成人心臟停止流程，增加抗心室心律不整藥物Lidocaine可替代Amiodarone，Lidocaine 第一次初劑量為1-1.5 mg/kg IV/IO推注，後續劑量為0.5-0.75 mg/kg IV/IO推注，至最大劑3 mg/kg。舊版有提到MgSO4，只有在torsades de pointes併QT延長時才考慮使用，劑量為1-2 g IV/IO推注（表5-1）。

3. 潛在原因

診斷和處理潛在VF/pVT原因，是能否救回的重要因素之一。處理所有心臟停止過程中，施救者應思考找出常見造成生命危急致心臟停止的「5H & 5T」可逆原因，針對原因進一步處置救回病人，我們將在後面詳述。

若病人恢復自發性循環，應進行復後照護。特別重要的是初步穩定病人，包括：呼吸道處置，維持呼吸和循環，與相關呼吸和循環生理參數，接著取得12導程EKG，若出現ST波段上升心肌梗塞（STEMI）、不穩定心因性休克及需要機械式循環輔助，則要儘快進行緊急心臟介入性治療，隨後評估病人意識是否昏迷無法遵從指令，若為昏迷病人就要進行目標體溫管理、頭部電腦斷層檢查、腦波（EEG）檢測，以及其他重症加護處置。

一旦VF/pVT回復心跳，臨床醫師應開始給予抗心律不整藥物，防止VF/pVT復發。原則上是什麼藥讓心跳回來，就用什麼藥維持。

表5-1 急救藥物作用一覽

藥物	適應症	劑量	特殊考量
Epinephrine			
α-交感神經興奮作用與β-交感神經興奮作用	· 心室顫動（VF）、無脈搏心室心過速（pulseless VT, pVT） · 無脈搏電氣活動（PEA）與無收縮（Asystole）	1 mg IV/IO推注，原則是Epinephrine 1 mg／3-5分鐘	· 建議對心臟停止病人給予腎上腺素（Epinephrine）（Class I） · 心臟停止每3至5分鐘給予1 mg Epinephrine（Class IIa） · 對於不可電擊心律的心臟停止，應盡早給予腎上腺素（Class IIa）
Amiodarone			
多重離子阻斷劑（納離子、鉀離子、鈣離子、非競爭性α/β-阻斷劑	· 穩定、不規則、窄的QRS心搏過速（心房纖維顫動） · 穩定、規則、窄的QRS心搏過速 · 控制早激發心房心律不整中副傳導路徑的心室速率 · 穩定、單形性VT · 多形性VT且QT間期正常	· Pulseless VT/Vf時：300 mg快速推注，如有需要第二劑150 mg快速推注 · 心搏過速：150 mg滴注10分鐘，可重複給。接著前6小時用1 mg/min（共360 mg），後18小時0.5 mg/min（共540 mg）	對於去顫無效的VF/pVT，可以考慮使用胺碘酮（Amiodarone）或利多卡（Lidocaine）（Class IIb）

藥物	適應症	劑量	特殊考量
Lidocaine			
較弱的納離子阻斷劑	穩定、單形性VT	・初始劑量1-1.5 mg/kg滴注5分鐘，需要時每5-10分鐘重複給0.5-0.75 mg/kg，最大累積劑量為3mg/kg，維持劑量為1-4mg/min ・Pulseless VT/Vf時：1-1.5 mg/kg IV，0.5-0.75 mg/kg每5-10分鐘，最大累積劑量為3 mg/kg	對於去顫無效的VF/pVT，可以考慮使用胺碘酮（Amiodarone）或利多卡（Lidocaine）（Class IIb）

說明：Class I recommendations表示高水準的前瞻性研究支持，其好處>>>淺在害處，應該（should）要被採用及給予。

Class IIa recommendations表示研究證據支持其好處>>淺在害處，採用及給予是合理及正當的（reasonable）。

Class IIb recommendations表示研究證據顯示可能其好處>=淺在害處，採用及給予可被考慮（may be considered）。

Class III recommendations表示研究證據顯示淺在害處>=好處，無益處且可能有害（is not helpful and may be harmful）。

資料來源：胡勝川等（2021）。《ACLS精華》，第六版。

假如是電擊讓他回來，就用Amiodarone維持。應先給負荷劑量（loading dose），然後用維持劑量（maintain dose），用法為前6小時1 mg／分鐘、後18小時0.5 mg／分鐘。

第二節
無脈搏電氣活動（PEA）與無收縮（Asystole）

無脈搏電氣活動（PEA）的定義是指有心電活動但沒脈搏，其心律可能是竇性心律，或是心率可能過快或過慢、QRS波形或寬或窄、規則或不規則等各種不同心律，這類有組織的心律理論上有脈搏，但是因為某些原因而摸不到脈搏，就統稱為PEA。PEA是一種現象而非特定心律，常見是由可逆因素所謂「5H & 5T」造成，需針對此原因進一步處置以救回病人。有時候有電活性也有心臟收縮，只是這些收縮所產生的血壓無法以平常的摸脈搏或血壓計所偵測到。

1. 通用流程

當使用心電圖監視器或電擊器辨識心律為不可電擊心律PEA/Asystole 後，應立刻恢復CPR，亦即「CPR 2分鐘（或五個作環）→檢查（分析心律是否需要電擊）」，亦即每做五個循環（或2分鐘）的CPR，就要停下來檢查心律。其中最重要的治療就是做高品質的CPR，而高品質CPR須達到以下條件：

- 用力壓：按壓深度至少為（5公分）。
- 快快壓：至少100-120 次／分鐘的按壓速率。
- 胸回彈：每次按壓後確保完全的胸部回彈。
- 莫中斷：盡量避免中斷。

➢ 兩分換：壓胸施救者須每兩分鐘換手一次，以確保能維持高品質CPR。

此外，也可以應用機械性及生理性參數來監測CPR品質。在2分鐘CPR進行中同時要給藥，藥物為Epinephrine 1 mg IV/IO推注，原則是Epinephrine 1 mg／3-5分鐘。當完成五個循環（或2分鐘）的CPR而心臟監視器發現心律改變成有組織心律時，就要檢查脈搏，若有脈搏則馬上測量生命徵象，並開始復甦後照護。

2. 藥物治療

在持續高品質CPR的同時，每3-5分鐘給一次epinephrine 1 mg IV/IO推注。若分析心律為不可電擊心律，2020年美國心臟協會ACLS準則更強調，應盡早給予增壓強心藥物Epinephrine 1mg IV/IO推注，增加CPR時心肌和腦部血流，以達成ROSC。

3. 治療原因

低血容是無法測到脈搏的窄的電活性中最常見的原因，其他原因尚有心包膜填塞、張力性氣胸、嚴重的肺栓塞。PEA若有QRS波表示心肌功能或心臟傳導不正常，這些心律可能表示正邁向死亡心肌的最後電活性，或可能意味著特定而嚴重的心律異常，例如嚴重的高血鉀、低體溫、缺氧、已存在的酸血症和各式各樣的藥物過量等，均可以顯現寬的QRS波的PEA。三環抗憂鬱劑、β-阻斷劑、鈣離子通道阻斷劑、毛地黃和很多藥物過量等都會產生PEA。為方便記憶，PEA原因可以用「5H & 5T」代表（表5-2）。

表5-2　5H & 5T

	特定檢查與處置
5H	
Hypovolemia（低血容）	最常見 床邊重點超音波
Hypoxia（缺氧）	暢通呼吸道 適當給氧及通氣 放置進階呼吸道
Hyperkalemia/Hypokalemia（高／低血鉀）	抽血分析（生化、緊急血氧分析儀） 緊急降鉀處理
Hydrogenion（acidosis）（酸血症）	抽血分析（緊急血氧分析儀）
Hypothermia（低體溫）	被動式回溫 主動式回溫
5T	
Temponade cardiac（心包填塞）	床邊重點超音波
Tension pneumothorax（張力性氣胸）	床邊重點超音波 緊急針刺減壓，後續再放置胸管
Thrombosis pulmonary embolism（肺栓塞）	心臟超音波，CTA
Thrombosis coronary（AMI）（冠狀動脈心臟病）	緊急心導管檢查，體外循環膜肺維生系統（葉克膜）
Toxin（digoxin, blocker, TCA）（中毒）	三環抗憂鬱劑、β阻斷物劑、鈣離子通道阻斷劑、毛地黃等

資料來源：胡勝川等（2021）。《ACLS精華》，第六版。

因此，PEA的治療需找出造成的原因，從而給予特定的治療，病人才有救活的機會。若PEA可能由缺氧所引起，放置進階呼吸道達成適當給氧及通氣是最重要的。由嚴重體液容積流失或敗血症引起的PEA時，可經由靜脈或骨針給予大量輸液復甦；嚴重血液流失造成的PEA則輸血會有幫忙。當肺栓塞認為是心臟停止的原因，可考慮纖維蛋白溶解劑治療。若臨床懷疑張力性氣胸是造成PEA的原因，一開始可給予緊急針刺減壓，後續再放置胸管。若可以做床邊重點超音波，可指引PEA診斷及處理方向，因為可提供關於血管內體液容積狀態（評估心室容積）、心包膜填塞和腫塊病灶（腫瘤、血塊）、左心室收縮力和局部心壁活動，但須小心不要影響急救進行特別是胸部按壓。

要如何鑑別診斷「5H & 5T」呢？首先要詢問病人家屬或送醫救護人員，有關**病人病史，發生時是否有目擊者，或者病人在心臟停止前是否有表示身體不適症狀，其次為病人身體理學檢查的異常現象來做合理的判斷與臆測**。譬如：有吐血或下消化道出血時要懷疑低血容；有慢性腎疾病病史要懷疑高血鉀；肝硬化病史要懷疑低血容；有精神病史，要懷疑藥物中毒。一般而言，PEA/asystole的預後都很差，臨床醫師應積極找尋可逆原因；如找不到原因，可優先當成低血容治療，立即快速輸液復甦。

結論

在基本救命術中強調生命之鏈的重要性，而到院後，我們能夠做心律的鑑別、去顫電擊的考量、藥物使用，以及對於「5H & 5T」的分析，並針對原因做進一步處置，以救回病人。

測驗

1. 造成PEA最常見之5H5T中，不包括下列何者？
   (A)酸中毒　(B)高血鉀　(C)肺水腫　(D)低體溫
   解 (C)

2. 院內999的病患，無意識、無脈搏，在監視器接上之後出現下面的波形，請問下一步該如何做呢？

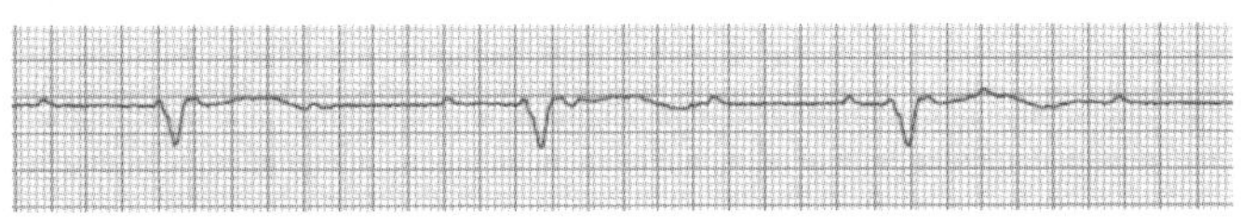

   (A)進行氣管內管插管　(B)給予 Epinephrine 1mg IV
   (C)先給予壓胸CPR　(D)給予去顫電擊
   解 (C)

3. 治療VF的藥物包括下列何者？1. Amiodarone、2. Epinephrine、3. Adenosine、4. Lidocaine、5. Verapamil
   (A) 2、3　(B) 1、2、4、5
   (C) 2、4、5　(D) 1、2、4
   解 (D)

4. 有關心臟停止之心律及其治療，下列何者錯誤？
   (A)目擊者的心臟停止，約有40%為VF或是無脈搏VT。
   (B)高品質的胸部按壓可矯正VF或是無脈搏VT。
   (C)若VF延遲電擊，每分鐘急救成功率會下降7-10%。
   (D)若VF病人在等待電擊時有做CPR，每分鐘平均存活率約下降3-4%。
   解 (B)

5. 有關PEA治療，下列敘述何者錯誤？
⑷無囉音者可考慮快速灌注生理食鹽水，增加循環容積。
⑻Lidocaine 1 mg/kg IV push。
⑽應重點評估理學檢查及病史，儘快尋找原因。
⑾Epinephrine 1 mg IV push。
解 ⑻

6. 下列哪一項 無脈搏電氣活動（PEA）原因，較難在床邊迅速診斷及處置？
⑷張力性氣胸（Tension pneumothorax）
⑻低血容（Hypovolemia）
⑽心包膜填塞（Tamponade cardiac）
⑾肺栓塞（Pulmonary embolism）
解 ⑾

7. 有關無脈搏電氣活動（PEA），下列何者在初期即較常為寬QRS波形？
⑷高血鉀 ⑻低血容 ⑽心包膜填塞 ⑾張力性氣胸
解 ⑷

8. 關於張力性氣胸（Tension pneumothorax）導致之無脈搏電氣活動（PEA），下列何者為誤？
⑷於使用呼吸器的病人有較高的發生機率
⑻可因外傷或肺部疾病如COPD等所導致
⑽懷疑時應藉由CXR儘速診斷
⑾可藉由氣管偏移及頸靜脈怒張等理學檢查，發現此診斷
解 ⑽

9. 年輕男性，因突然暈厥被送到急診，到院時已無脈搏及呼吸，心電圖顯示規則的有P波的、窄QRS波心律，速度為52/min，此病人為？

(A) Idioventricular rhythm
(B) Junctional Bradycardia
(C) Sinus bradycardia
(D) Pulseless electrical activity

解 (D)

10. 想要在短時間內找出PEA/Asystole病人可能原因，快速的理學檢查是不可缺的一環，下列何者不包含在內？

(A)查看病人頸靜脈是否怒張
(B)聽診病人兩側呼吸音
(C)以超音波檢視病患的心臟及腹部
(D)測量病人的深肌腱反射

解 (D)

11. 有關電擊器（Defibrillator）使用的敘述，何者正確？

(A)若已知病人裝有心律調節器（Pacemaker），則不可使用體外電擊器（Defibrillator）去顫，否則會導致心律調節器錯亂而失效。
(B)若使用在因心搏過速而休克（shock）但仍有脈搏的規則QRS波病人身上，因情況緊急不需按同步（Synchronize）鍵，以免延遲病人接受去顫的時間。
(C)當病人為心室顫動（VF），可考慮直接連續電擊三次以增強效果。
(D)若病人心律為心室顫動（VF），若使用單相電擊器，應直接非同步電擊360 J。

解 (D)

12. 無脈搏電氣活動（PEA）之治療，何者為正確？

(A)PEA病人，在心室心律小於50 bpm時，才給予胸部按壓。

(B)PEA之治療成功與否，在於確認及治療產生PEA之5H及5T之病因。

(C)Atropine可考慮用於治療慢的PEA之藥物。

(D)PEA很少是因為低循環容積引起，因此靜脈輸液是禁忌，不應該給予。

解 (B)

13. 62歲女性，三週前剛接受主動脈瓣及二尖瓣置換手術，並服用抗凝血劑。在家中突然不省人事送來急診室，醫療團隊給予胸部按壓，插入氣管內管，經過兩次確認位置無誤，並給予100%氧氣，胸廓擴張及呼吸音兩側均勻。心電圖出現窄波QRS心率80 bpm，但摸不到脈搏，心臟超音波檢查，沒有心包膜填塞。以下列何者治療最適合？

(A)每3-5分鐘給予Atropine 1 mg，直到總劑量0.04 mg/kg，然後再給予一次劑量之Vasopressin 40單位IV。

(B)每3-5分鐘給予Sodium bicarbonate 1 mEq/kg，以治療高血鉀症。

(C)Epinephrine 1mg，然後給予輸液推注（Fluid bolus），並尋找可治療之原因。

(D)儘快會診原本手術之醫師，尋求專科意見。

解 (C)

14. 下列何種PEA病人，接受Sodium Bicarbonate 1 mEq/kg最有效果？
    (A)二氧化碳過高之酸中毒，及使用減壓治療之壓力性氣胸之病人
    (B)短暫心跳呼吸停止之病人
    (C)已確定有有高血鉀之病人
    (D)已確定有低血鉀之病人
    解 (C)

15. 精神科患者跳樓自殺後送到急診室，到院時無意識、無脈搏，心電圖監示器顯示心率為每分鐘35次、規則、寬的QRS波，首先應如何處置？
    (A)先建立IV輸液途徑後，立刻給予Atropine 1 mg IV注射
    (B)立刻使用TCP，將心率控制在每分鐘70次
    (C)立刻聯絡頭部電腦斷層及會診腦神經外科醫師
    (D)立刻CPR，並尋找可能之5H5T原因
    解 (D)

16. 一位26歲女性因重大車禍被送到急診室來，到院時已無脈搏及呼吸，心電圖顯示規則的有P波的、窄QRS心律，速度為40/min，請問此病人的心律是？
    (A) Idioventricular rhythm
    (B) Asystole
    (C) Atrial fibrillation
    (D) Pulseless electrical activity
    解 D

17. 一位慢性阻塞性肺疾病（Chronic obstructive pulmonary disease）男性患者，咳嗽多日剛到急診，忽然變得很喘，幾分鐘後倒地不省人事。你目擊了這個狀況，病人沒有呼吸，偵測不到脈搏，心律監視器上呈現如下圖，以下何者為非？

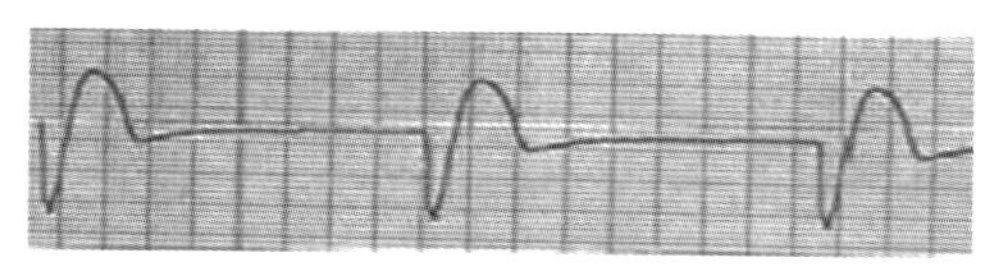

(A)給予CPR，胸部按壓速率每分鐘100-120下
(B)每3-5分鐘靜脈給予Epinephrine 1 mg
(C)不應浪費時間找原因，只要繼續胸部按壓和給藥最好
(D)此狀況下不應電擊，要繼續CPR
解 (C)

18. 天寒地凍的夜晚，一位中年男性被發現倒在陸橋下，全身是酒味，送到急診室時，你是當班醫師，發現他沒有自主呼吸，也沒有脈搏，監視器上呈現Asystole，以下何者錯誤？
(A)應儘速矯正可能的低體溫
(B)可考慮使用Epinephrine
(C)儘速電擊比CPR更有效
(D)低血鉀、藥物中毒需要列入鑑別診斷
解 (C)

19. 當發現心律為VF時，下列敘述何者錯誤？
(A)應立即連續給三個連續電擊
(B)VF最主要的治療是迅速給予電擊去顫
(C)電擊一次後應立即CPR 2分鐘

(D)當使用單向電擊器，電量使用為360 J

解 (A)

20. 插管病人，心電圖為規則無P波寬QRS波，180次／分，病人無自發性呼吸無脈搏，心肺復甦術正在進行中，下列何者處置不適當？

(A)持續高品質CPR

(B)充電200焦耳後給予非同步去顫一次（使用雙向電擊器）

(C)Verapamil 1Amp靜脈注射

(D)找出病人無脈搏心室心搏過速原因

解 (C)

21. 關於VF（ventricular fibrillation）及Defibrillation的敘述，下列何者有誤？

(A)對VF唯一最有效的治療為Defibrillation

(B)高品質的CPR可以將VF轉為正常的心率

(C)VF若不處理，可能在數分鐘內變成Asystole

(D)Defibrillation成功的機率，會隨著時間的延遲而變小

解 (B)

22. 50歲男性老菸槍有高血壓病史，長期在某醫院心臟科門診追蹤，一次在候診時忽然自候診椅上倒下，以下何者為非？

(A)身旁的民眾首先要拍病患肩膀叫喚病人，若無意識反應則立即請人求救。

(B)因為目擊猝死很大的機會是致命性心律不整，因此應立刻給予胸前重擊，再去取得AED。

(C)一旁的民眾在發現他無意識反應也沒有呼吸時，不需檢查脈搏便應即刻開始CPR。

(D)旁邊的護士推來了一臺新的沒見過的電擊器，上面可使用的最高電擊電壓是 200 J，在不知道機型情況下，若需電擊則直接使用200 J。

解 (B)

23. 關於心室纖維顫動的藥物使用，建立靜脈管路後，優先給予以下何藥物？

(A) Epinephrine (B) Lidocaine

(C) Amiodarone (D) MgSO4

解 (A)

24. 關於心室纖維顫動的敘述，以下何者錯誤？

(A)MgSO4僅建議使用在Torsades病患，不建議常規使用於心室纖維顫動。

(B)即使在心室纖維顫動變成無收縮後，仍應該繼續使用電擊治療搶救病人。

(C)Lidocaine可以考慮使用，劑量為 1-1.5 mg/kg。

(D)Amiodarone可以考慮使用，劑量為300 mg靜脈注射。

解 (B)

25. 關於Amiodarone的敘述何者錯誤？

(A)會造成QT延長

(B)經由腎臟代謝，故腎衰竭病患應禁止使用

(C)可治療心室纖維顫動

(D)常見及最嚴重之併發症為低血壓

解 (B)

26. 50歲男性跑馬拉松時突然倒地不起。經由119一路CPR至到達急診室時，意識昏迷，監視器顯示為VF。以下何者處置不合適？

(A)立即給予雙相電擊器電擊200 J。

(B)電擊後立即胸部按壓，五個循環或2分鐘後再確認心律。

(C)再次確認心律仍為VF時，除電擊外藥物可以給予Epinephrine。

(D)如果靜脈輸液尚未建立，亦可以經由氣管內管給與Amiodarone。

解 (D)

第 6 章

心搏過速 (Tachycardia)

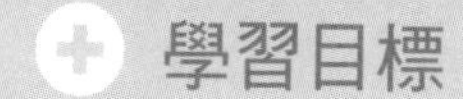

- 學習心搏過速通用流程
- 何謂不穩定心搏過速
- 如何電擊
- 認識治療心搏過速的藥物

前言

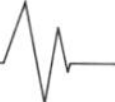

心搏過速（tachycardia）的定義為**心律不整**（心率＞100次／分），在正常的情況下，心搏過速是由於生理性壓力和其他潛在狀況造成的，例如發燒、脫水等。我們先應該治療造成心搏過速的潛在原因，判定心搏過速與其造成症狀的潛在原因的因果關係。這也是初學者與臨床工作者常常面對問題，究竟是要先治療心搏過速，還是先找出背後的原因。

心搏過速造成臨床嚴重影響較可能發生於心率≧150次／分，而缺氧是造成心搏過速常見原因。固然須給予氧氣和支持呼吸道通氣並且找出背後的原因，但如果心搏過速造成不穩定症狀（unstable signs），包括急性意識改變、缺血性胸痛、急性心衰竭、低血壓或其他休克徵象的原因，應立即**同步整流**（cardioversion），若病人意識清醒需考慮鎮靜藥物。

第一節
心搏過速通用流程

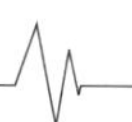

在開始了解心搏過速如何處理之前，我們得先熟悉圖6-1的流程。遇到心搏過速的病人，首先確認造成心搏過速的根本病因，接下來完成以下事項：

- 維持病人呼吸道暢通，視需要協助呼吸
- 給予氧氣（若血氧過低）
- 裝上心律監視器、血壓監視器、與血氧機，以監測生命徵象
- 建立靜脈管路

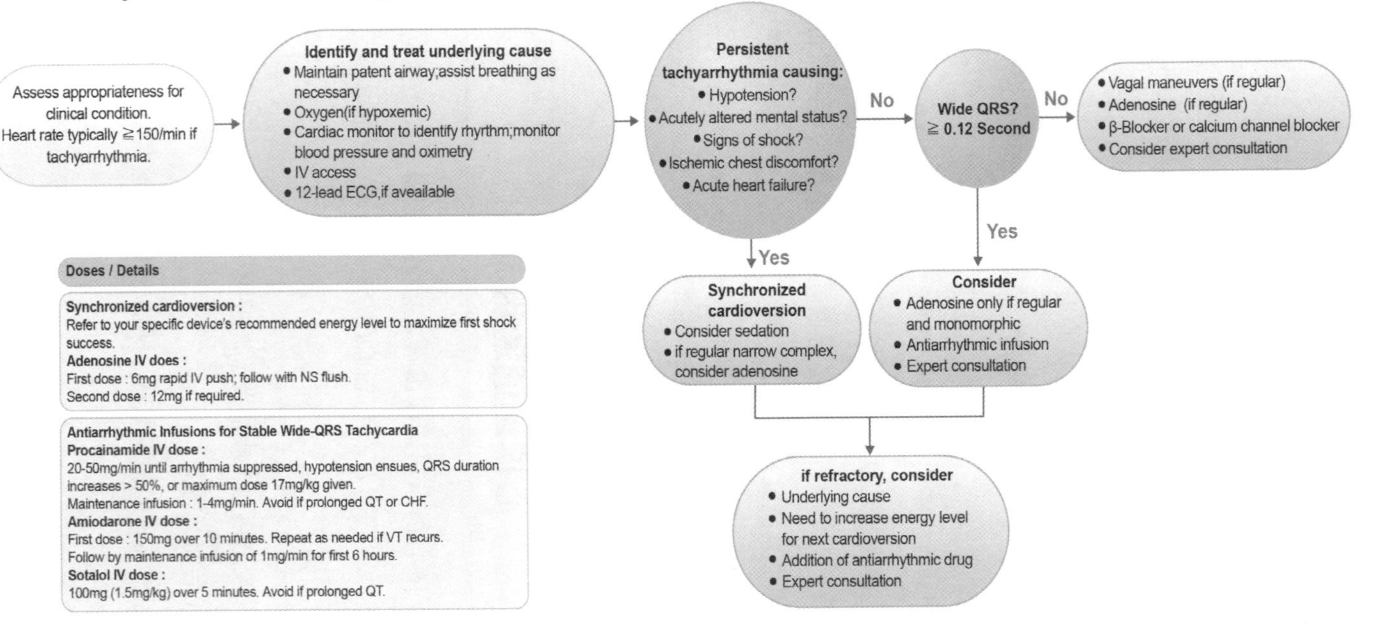

圖6-1　成人心搏過速處理流程圖

資料來源：2020 American Heart Association Guidelines for Cardiopulmonary Resuscitation and Emergency Cardiovascular Care. (https://professional.heart.org/en/science-news/2020-aha-guidelines-for-cpr-and-ecc)

➢ 取得12導程心電圖
➢ 考慮可能缺氧或中毒原因

接下來評估是否因心搏過速而造成不穩定狀況（unstable signs），以下是因心搏過速導致灌流不足而產生的症狀：

➢ 血壓低？
➢ 急性意識改變？
➢ 休克的徵象？
➢ 缺血性胸口不適？
➢ 急性心臟衰竭？

如果有不穩定現象發生，則稱之為不穩定心搏過速（unstable tachycardia），需同步整流電擊（synchronized cardioversion），電擊前考慮給予鎮靜劑，若為規則的窄QRS波（即可能為PSVT），考慮使用Adenosine 6 mg-12 mg IVP靜脈推注。但如果電擊治療無效，需考慮潛在原因是否解決，或增加下次同步整流能量，並同時使用心律不整藥物，或會診專家。

第二節
心搏過速的判讀與種類

在分析心搏過速的種類時，我們需用通用流程來分析。

1. 先辨認是否有P波

➢ 若有P波→竇性頻脈（sinus tachycardia），或心房頻脈（atrial tachycardia，其P波較尖較窄），或多發性心房頻脈（Multifocal atrial tachycardia, MAT，每個P波形狀不一）。

- 如果沒有P波，則以QRS的相互關係作為診斷依據。可能是心房顫動（Af）、心房撲動（AF）、房室結再入性頻脈（AVNRT）、心室上頻脈（SVT）、交界心律（Junctional rhythm）、心室頻脈（VT）或心室纖維顫動（VF）。

2. 觀察QRS

- 正常情況下持續不超過0.12秒（三個小格），我們需判斷是**窄或寬**QRS，每個QRS波彼此之間的距離是否**規則或不規則**。

接下來，依照上面分析條件了解不同心律的型態。

1. 窄波而規則之頻脈（narrow and regular QRS tachycardia）

I. 陣發性心室上心搏過速（Paroxysmal supraventricular tachycardia, PSVT）：特色是此種病人的心房和心室間多了一條傳導路徑而容易造成迴路，此路徑可能存在於（A）房室結外的心房與心室間（Atrioventricular Re-entry Tachycardia, AVRT），或（B）房室結內（Atrioventricular nodal reentry tachycardia, AVNRT），而使P波經常看不見，或隱藏在QRS中（圖6-2）。針對穩定的SVT，可以用藥物或迷走神經刺激治療。藥物可用 Adenosine 快速的靜脈注射。迷走神經刺激法（Vagal maneuvers）可用 Valsalva maneuver（成功率約17%），方法有憋氣加上腹部用力（做解大便狀）、誘導噁心法（用手或湯匙挖喉嚨使作嘔）、調整呼吸法（深呼吸幾次，然後屏住呼吸直至不能忍受）。是頸動脈竇按摩（Carotid sinus massage）：年輕人較沒有粥狀動脈硬化問題，不然要先聽有無頸動脈雜音再操作（成功率約25%）。

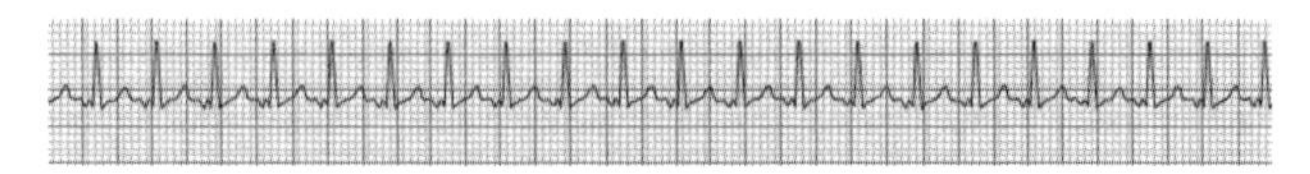

圖6-2　陣發性心室上心搏過速（PSVT）

II. 交界處頻脈（Junctional tachycardia）：就是從希氏束（His bundle）引發的頻脈。在導程II, III, avF，P波呈倒狀。在一般心律的監視器上，有時P波出現在QRS後面，但大部分是隱藏無法看見（圖6-3）。

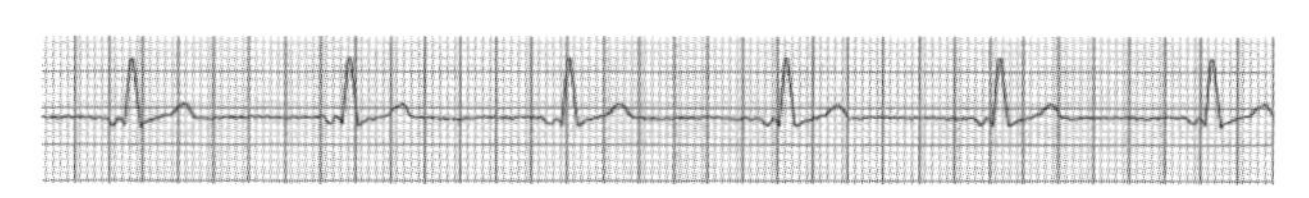

圖6-3　交界處頻脈（Junctional tachycardia）

2. 窄波而不規則之頻脈（narrow and irregular QRS tachycardia）：
每個QRS間距不等。

I. 最常見的是心房顫動（Atrial fibrillation (Af)，或簡稱AFib）：特色是心房心律極快，大約是400-600 /min，在心電圖上無法識別，因此以心室反應（ventricular response）作為心律快慢之區分。心室心率大於120/mim，則稱為心房顫動合併頻脈（Af with RVR）（圖6-4）。

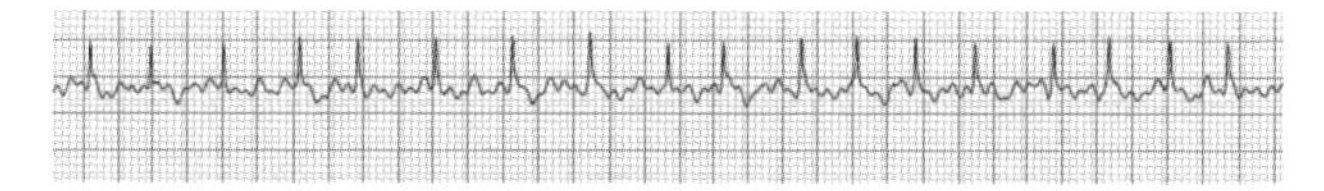

圖6-4　心房顫動（Af或簡稱AFib）

II. 心房撲動（Atrial flutter, (AF)）：特色是QRS之前，會有鋸齒狀的撲動波（flutter waves）（圖6-5）。

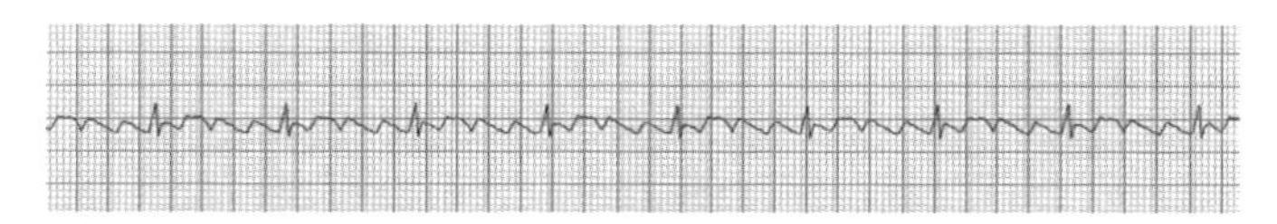

圖6-5　心房撲動（AF）

3. 寬波而規則之頻脈（wide and regular QRS tachycardia）：QRS ＞0.12 秒，有以下兩種。

I. 心室頻脈（Ventricular tachycardia, VT）：由於QRS波形上下方向之不同，而有不同VT（圖6-6）。每個VT的形狀都是相同，稱為單形性VT*（Monomorphic VT）。如果形狀不同，稱之為多形性VT（Polymorphic VT）。連續三個VPC連在一起，速率每分鐘大於100下，則稱為VT。VT出現的時間不到30秒，則稱為非持續之VT（nonsustained VT）。VT如果超過30秒，則稱為持續之VT（sustained VT）。非持續之VT或成雙之VPC都不需要同步電擊治療。如果病人情況不穩定，則給予靜脈注射amiodarone 150 mg；如果穩定，給予口服Amiodarone即可。

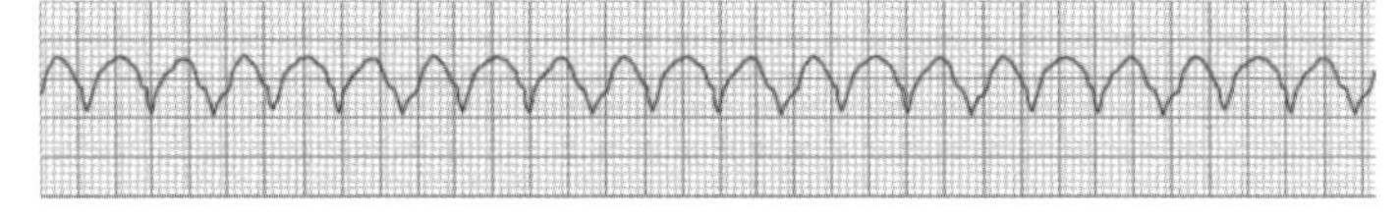

圖6-6　心室頻脈（VT）

II. SVT合併異徑傳導（aberrancy）：必須有發作前的心電圖，才能與VT鑑別診斷。

4. 寬波而不規則之頻脈（wide and irregular QRS tachycardia）

I. Torsades de pointe為多形性VT的QRS波形由上轉下，呈扭轉形態（圖6-7）。

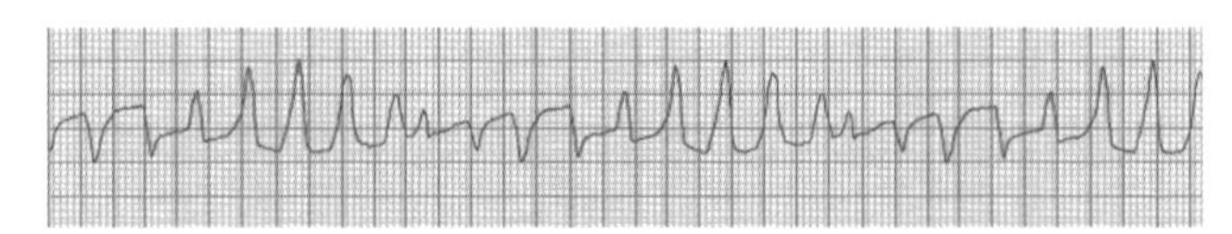

圖6-7　Torsades de pointe

II. Af合併Wolff-Parkinson-White syndrome（WPW）：必須有發作前的WPW心電圖，急性發作時才能診斷。

第三節 電擊治療

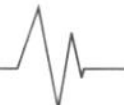

心搏過速的病人如果生命徵象不穩定，或是懷疑心律不整造成嚴重症狀（如急性意識改變、缺血性胸痛、急性心衰竭、低血壓或其他休克徵象）時，應立即同步整流，如果病人意識清醒病人應考慮先給予鎮靜，但於規則窄QRS波心搏過速（PSVT）不穩定個案，同步整流前可以先試adenosine。硬體部分需先檢查及準備下列各項：

- 生命徵象監視器，包括血氧監視器（SpO2 Saturation）（>95%）、血壓心電圖監視器，簡稱三合一監視器
- 氧氣供應設備、帶瓣罩甦醒球、與緊急氣管插管設備
- 抽痰設備
- 靜脈管路

在電擊前，如果病人清醒需先告知電擊的治療，電擊時切記需使用「同步電擊」（synchronized cardioversion）。所謂「同步」，是指電擊板放電時，正好與病人心電圖的QRS同步。如果電擊前病人清醒事先給予鎮靜或止痛藥物。原則上，不要讓病人完全鎮靜而無法判別其意識與反應，因此使用之藥物劑量應酌量減少。鎮靜止痛藥物常用的包括：Diazepam（5-10 mg IV）、Midazolam（0.07-0.3 mg/kg IV）、Ketamine（1-2 mg/kg IV）。麻醉藥物包括：Fentanyl（2-3 ug/kg IV）、Morphine（2-5 mg IV）。

電擊時各種心搏過速之同步電擊起始電量依不同心律如下：

➢ 窄波而規則之頻脈（narrow and regular QRS tachycardia）（如AF與SVT）：50焦耳開始電擊。
➢ 窄波而不規則之頻脈（narrow and irregular QRS tachycardia）（如心房顫動Af）：120焦耳開始電擊。
➢ 寬波而規則之頻脈（wide and regular QRS tachycardia）（如VT）：100焦耳開始電擊。
➢ 寬波而不規則之頻脈（wide and irregular QRS tachycardia）：請用非去顫電擊。

第四節
藥物使用推薦

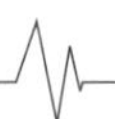

在藥物的使用上，表6-1整理出能夠使用的藥物之適應症、劑量與特殊考量，以供大家需使用的時候能夠快速翻閱。然而，在藥物的選擇上，仍然必須先分析心搏過速的種類，接下來評估是否因心搏過速而造成不穩定狀況（unstable signs），若有則為不穩定心搏過速（unstable tachycardia），需同步整流電擊（synchronized cardioversion），如果沒有不穩定狀況，則可以考慮以藥物治療。

以下依不同心搏過速的種類，來說明幾種較常使用的藥物，可參考表6-1找出藥物的使用方法。

➢ 窄波而規則之頻脈（narrow and regular QRS tachycardia）：如SVT。
（1）Adenosine：是最好的初步治療選擇來終止穩定SVT的方法，效果較快較安全，也較少副作用，對於懷孕也是安全有效。然而Adenosine也有許多重要藥物互作用，例如使用

Theophylline、Caffeine的病人，在使用Adenosine時需增加劑量；若病人有使用Dipyridamole、 Carbamazepine，進行過心臟移植或經中央靜脈給藥，則需減半為3 mg。Adenosine的副作用有臉部潮紅、呼吸喘和胸悶，但通常是暫時的，因Adenosine會造成呼吸喘，因此不適用於氣喘病人。

（2）Verapamil、Diltiazem：兩者為Non-dihydropyridine鈣離子通道阻斷劑，主要作用於房室結來終止依賴房室結傳導的PSVT迴路，或對其他SVT透過阻斷房室結傳導來減慢心室速率。

（3）β-阻斷劑：有很多種靜脈β-阻斷劑可用於治療SVT，如Atenolol、Esmolol、Metoprolol、Propranolol。藥物主要是用來拮抗房室結交感神經傳導而降低心率，但其副作用為心搏過緩、傳導延遲和低血壓，須小心使用，尤其是有慢性阻塞型肺病（COPD）或鬱血性心衰竭（CHF）病史的病人。

➢ 窄波而不規則之頻脈（narrow and irregular QRS tachycardia）：如心房顫動（Af）。對於血流動力學穩定的病人可以考慮控制心率（rate）或矯正心律（rhythm）兩方面來治療。如果患者Af超過48小時，會增加血栓形成風險，較不建議矯正心率。

（1）Amiodarone：通常被認為是一種心律（rhythm）控制劑，對於鬱血性心衰竭（CHF）病人不能耐受β-阻斷劑，或者有禁忌使用鈣離子通道阻斷劑的情況時可以使用，能有效降低心律不整。對於有血栓形成風險的病人可能需要考慮同時長期使用抗凝治療。

（2）Digoxin：帶有增強心臟收縮作用、增加副交感神經作用減緩房室結傳導，但其作用效果較慢。

（3）Verapamil、Diltiazem和β-阻斷劑：兩者（三種？請確認）都是用來控制心率（rate）的藥物，但同時具有負向心肌收縮的作用，因此不宜用於左心室收縮功能不良和心衰竭失代償的病人，因為它們可能導致進一步的血流動力學不穩定。

➢ 寬波而規則之頻脈（wide and regular QRS tachycardia）：如VT）。若患者為穩定，但無法分辨來源是SVT合併變異傳導，或者是VT，可以考慮靜脈注射Adenosine來治療和診斷。如果是SVT合併變異傳導，Adenosine治療後可以矯正回正常竇性心率或暫時的變慢。如果是VT的話則治療無效，因Adenosine效果短，不會影響血流動力。如果是VT，可以考慮以下藥物，但請注意，如果抗心律不整藥物治療無效，應考慮心臟整流，或者會診專家。

（1）Procainamide：效果優於Lidocaine，但請小心，避免用於QT延長、心臟衰竭之病患。

（2）Amiodarone：可用於預防單型性VT復發、治療頑固性心室心律不整，冠心症或心室功能不良患者可以使用；副作用有低血壓與心搏過緩。

（3）Sotalol：效果同樣優於Lidocaine，同樣也是避免用於QT延長、心臟衰竭之病患。

（4）Lidocaine：為較弱的納離子阻斷劑，可用於治療穩定單型性VT。

表6-1　心搏過速使用的藥物

治療心室上心搏過速（SVT）			
特性	適應症	劑量	特殊考量
Adenosine			
內生性嘌呤類核甘酸；短暫抑制竇房結、房室結傳導；血管擴張劑	·穩定、窄的QRS、規則的心搏過速 ·不穩定、窄的QRS、規則的心搏過速在準備同步整流前可嘗試使用 ·穩定、規則、單型寬的QRS，當作治療兼診斷性方法	6 mgIV快速靜脈推注，接著用20l saline推注；可重複用12 mg 快速靜脈推注	**氣喘者**不可使用；可能誘發Af，尤其又併有WPW者心跳會非常快，因此，旁邊須備有電擊器；心臟移植後、在服用Dipyridamole、Carbamazepine及從中央靜脈給藥者，須減低劑量
Diltiazem、Verapamil			
Non-dihydropyridine類鈣離子阻斷劑；減緩房室結傳導；血管擴張、抑制心肌收縮	·穩定、窄的QRS且無法藉由adenosine或頸動脈按摩矯正者、或SVT復發 ·控制心房纖維顫動、撲動的心室速率	Diltiazem：15-20 mg（0.25 mg/kg）滴2分鐘，需要時再20- 25 mg（0.35 mg/kg）滴15分鐘；維持5-15 mg/hr（依據心跳速率調整） Verapamil：初始2.5-5 mg靜注2分鐘，需要時每15-30分鐘可給5-10 mg至總劑量20-30 mg	只能用於窄的QRS的心搏過速（無論規不規則）；心臟衰竭、早激發引起的心房纖維顫動或撲動或像VT的心律者不可使用

Atenolol、Esmolol、Metoprolol、Propranolol			
β-阻斷劑；降低體內交感神經興奮作用；降低心跳、房室傳導、血壓；抑制心肌收縮	· 穩定、窄的QRS且無法用adenosine或頸動脈按摩矯正者、或SVT復發 · 控制心房纖維顫動、撲動的心室速率 · 某些型式的多行性VT通常與急性心肌梗塞、家族性LQTS、交感神經興奮有關）	Atenolol（專一 β_1-阻斷劑）：5 mg靜注5分鐘，若持續或複發，再給5 mg Esmolol（專一 β_1-阻斷劑、半衰期2-9分鐘）：0.5 mg/kg（over 1 min），接著0.05/mg/min 持續滴注，若效果不好，可再次loading bolus 0.5 mg/kg，持續滴注速率調高0.1 mg/kg/min；照此方式調高劑量，最高至維持滴注0.3 mg/kg/min Metoprolol（專一 β_1-阻斷劑）：5 mg ivd（over 5min），需要時每5分鐘可重複給，至最高劑量15 mg Propranolol（非選擇性β-阻斷劑）：0.5-1 mg（over 1 min），需要時可重複至最高0.1 mg/kg	避免用於患有氣喘、阻塞性肺病、無法代償之心臟衰竭、早激發引起的心房纖維顫動或撲動的病人

Procainamide			
鈉離子、鉀離子阻斷劑	·穩定單形性VT ·心室上心搏過速（SVT） ·心房纖維顫動（Af）	20-50 mg/min，直到心律不整被抑制、出現低血壓、QRS延長超過50%、或總劑量達17 mg/kg	避免用於QT延長、心臟衰竭之病患
Amiodarone			
多重離子阻斷劑（納離子、鉀離子、鈣離子、非競爭性α/β阻斷劑	·穩定、不規則、窄的QRS心搏過速（心房纖維顫動） ·穩定、規則、窄的QRS心搏過速 ·控制早激發心房心律不整中副傳導路徑的心室速率 ·穩定、單形性VT ·多形性VT且QT間期正常	心搏過速：150 mg 滴注10分鐘，可重複給。接著前6小時用l mg/min（共360mg），後18小時0.5 mg/min（共540mg） Pulseless VT/Vf時：300 mg快速推注，如有需要第二劑150 mg 快速推注	
Digoxin			
心臟糖苷配糖體（glycoside），帶有增強心臟、收縮作用、增加副交感神經作用減緩房室結傳導、作用效果慢	·控制心房纖維顫動（Af）、撲動（AF）之心室速率 ·穩定、規則、窄的QRS且無法藉由adenosine或頸動脈按摩矯正者、或SVT復發	loading 4-6 μg/kg，滴注>5 min，4小時後可滴注2-3 μg/kg	產生作用效果慢，再加上效果沒那麼強，以至於較少用於治療急性心律不整

治療心房纖維顫動（Af）、撲動（AF）			
特性	適應症	劑量	特殊考量
Amiodarone（特性、適應症；劑量及特殊考量同上）			
Diltiazem、Nerapamil、Atenolol、Esmolol、Metoprolol、Propranolol、Digoxin（特性、適應症；劑量及特殊考量同上）			
治療心室心搏過速（VT）			
特性	適應症	劑量	特殊考量
Procainamide（特性、適應症；劑量及特殊考量同上）			
Amiodarone（特性、適應症；劑量及特殊考量同上）			
Sotalol			
鈉離子阻斷劑、非選擇性β-阻斷劑	・穩定、單形性VT ・心室上心搏過速（SVT）	1.5 mg/kg滴注5分鐘	避免用於QT延長、心臟衰竭之病患
Lidocaine			
較弱的納離子阻斷劑	・穩定、單形性VT	初始劑量1-1.5 mg/kg滴注5分鐘，需要時每5-10分鐘重複給0.5-075mg/kg，最大累積劑量為3 mg/kg，維持劑量為1-4 mg/min Pulseless VT/Vf時：1-1.5 mg/kg IV，0.5-0.75 mg/kg每5-10分鐘，最大累積劑量為3mg/kg	

Magnesium			
許多細胞內反應的共同因子；包括控制納離子、鉀離子的運送	·多形性VT，且有QT間期延長（torsades de pointes）	1-2 gm滴注15分鐘	如果重複或延長給予，需追蹤血液中鎂離子濃度，尤其是腎功能不全患者

資料來源：胡勝川等（2021）。《ACLS精華》，第六版。

結論

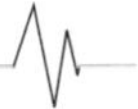

心搏過速會由相當多的原因造成，在處理心搏過速時需要仔細分析，並治療背後的原因後再治療心律。對於不穩定心搏過速可考慮同步電擊，同時，也需對於各式各樣的藥物有所了解與熟悉。

測驗

1. 下列何者為鈣離子阻斷劑（CCB）？
   (A) Diltiazem、Verapamil
   (B) Diltiazem、Atenolol
   (C) Metoprolol、Diltiazem
   (D) Atenolol、Metoprolol
   解 (A)

2. 關於2020年美國心臟協會ACLS準則更新的Adenosine敘述，下列何者錯誤？
   (A)是穩定、規則、窄QRS波，心室上心搏過速的治療首選。
   (B)是β-阻斷劑，所以可以治療心室上心律不整。
   (C)對於穩定、規則、寬QRS波的心搏過速可以用來診斷兼治療。
   (D)也可以用來治療不穩定、規則、窄QRS波心室上心搏過速。
   解 (B)

3. 關於Adenosine的敘述，下列何者錯誤？
   (A)半衰期很短，給藥時需快速靜脈推注，並用20 ml 生理食鹽水快速推注。
   (B)不宜用於不穩定、不規則之多型性寬QRS波心搏過速。
   (C)藥物治療特性是短暫抑制房室結的傳導。
   (D)副作用是臉潮紅、胸悶和呼吸喘，但在氣喘病患仍可小心使用。
   解 (D)

4. 關於Amiodarone的敘述，下列何者正確？
   (A)主要副作用是低血壓、心搏過緩及頭痛、噁心、嘔吐。
   (B)藥物治療特性是多重離子阻斷劑（阻斷鈉、鉀、鈣離子通道）以及具有 α、ß 接受器的特性。
   (C)維持劑量的給法是前6小時1 mg/kg/hr，接著18小時則是0.5 mg/kg/hr。
   (D)可使用於多型性VT如torsades de points（TdP）。
   解 (B)

5. 關於Lidocaine的敘述，下列何者不正確？
   (A)可用於不明原因的寬QRS波心搏過速。
   (B)可治療血液動力學上穩定、單型性VT。
   (C)2020年更新強調，此藥可用於預防單型VT復發或治療頑固性心室心律不整，於冠心症且心室功能不良的病患是有效的。
   (D)治療特性為鈉離子通道阻斷劑。
   解 (C)

6. 一位23歲年輕人主訴心悸，心跳每分鐘160下，血壓為110/80 mmHg，心電圖為窄QRS波心搏過速且無明顯P波，下列治療何者正確？
   (A)頸動脈竇按摩（carotid sinus massage）
   (B)Adenosine靜脈緩慢注射
   (C)Verapamil靜脈快速推注
   (D)Lidocaine靜脈注射
   解 (A)

7. 一位50歲、70公斤的男性病人，有心絞痛、糖尿病、高血壓等病史，到急診室求診，主訴胸痛、盜冷汗、心悸。心電圖呈現單型VT（Ventricular tachycardia），心跳160/min、血壓85/60 mmHg、呼吸26/min。優先處置為何？
(A)Lidocaine 100 mg靜脈推注
(B)鎮靜病人後，100焦耳同步電擊
(C)立刻予以200焦耳去顫電擊
(D)Amiodarone 150 mg靜脈推注
解 (B)

8. 關於心室上頻脈（supraventricular tachycardia）的治療，何者為非？
(A)Adenosine 不可使用在孕婦身上
(B)迷走神經刺激（vagal maneuvers）可終止約20-25%的心室上頻脈
(C)乙型阻斷劑（β-blockers）用在有肺部疾病的病人要小心支氣管收縮
(D)Adenosine的副作用有臉潮紅，呼吸困難和胸痛
解 (A)

9. 75歲男性因為心悸而來急診求診，意識清楚，呼吸平順，血壓145/85 mmHg，心跳不規則約每分鐘155下，心電圖上QRS小於0.12秒，病人說他平常就有心率不整。請問該如何治療這位病人？
(A)靜脈給予Diltiazem控制速率（Rate control）
(B)立刻同步電擊整流（Synchronized cardioversion），單相100焦耳

(C)立刻非同步電擊（non-Synchronized shock），單相360焦耳

(D)靜脈給予Amiodarone 轉換心率（rhythm convert）

解 (A)

10. 一位30歲男性患有陣發性心室上心率過速（PSVT），注射兩劑量之Adenosine及一劑量之Verapamil後情況仍未改善。注射前HR: 180 bpm，BP: 98/60 mmHg；注射5分鐘後，HR: 180，SBP: 70 mmHg，意識逐漸喪失。下一步驟應該？

(A)同步整流50 Joules

(B)Atropine 1 mg IV

(C)Adenosine 12 mg IV push

(D)Verapamil 10 mg IV push 1-2分鐘

解 (A)

11. 一位35歲男性病人，無心絞痛、糖尿病、高血壓等病史，到急診室求診，主訴心悸。心電圖呈現如下，打了兩次Adenosine（6 mg、12 mg）都未見改善，血壓120/78 mmHg，呼吸18/min。下一步最適當之處置為何？

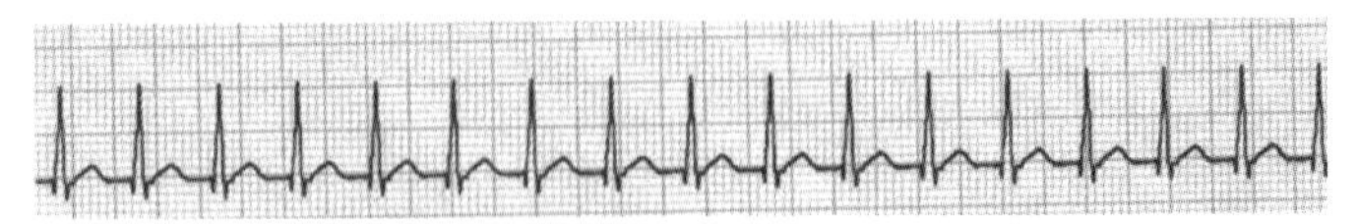

(A)Lidocaine 100 mg靜脈慢速推注

(B)鎮靜病人後，給予100焦耳之同步整流

(C)Verapamil 5 mg靜脈慢速推注

(D)立刻予以200焦耳去顫電擊

解 (C)

12. 65歲男性，過去有心肌梗塞病史。今因心悸、頭暈、持續胸痛至急診室就診。血壓為 70/40 mmHg，心電圖如下，下列處理何者較適當？

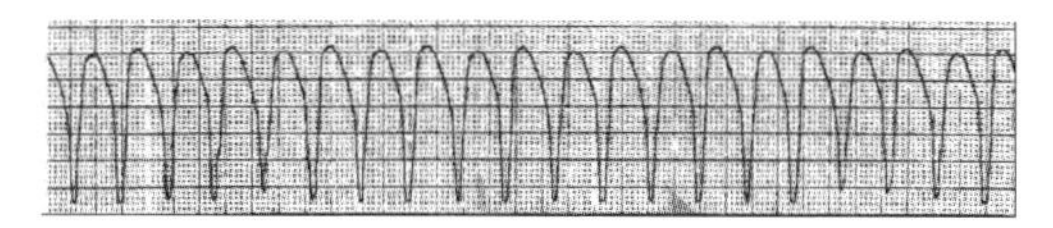

(A)立即給予心臟整流術（Cardioversion）。

(B)必須考慮心臟整流術，使用單向波（monophasic），以起始能量是100 J進行同步心臟整流。

(C)不需給予鎮靜止痛藥。

(D)立刻以雙向波（biphasic）給予200 J電擊去顫（Defibrillation）。

解 (B)

13. 70歲男性，因心悸、盜汗、喘被送到急診室，其心跳每分鐘170下，血壓為70 / 40 mmHg，心電圖監視器顯示規則及寬的QRS波，在給予氧氣後，以下的療法何者應首先使用？

(A)立即給予Lidocaine 1.5 mg /Kg IV push

(B)立即給予Adenosine 6 mg在2-3秒內IV push

(C)立即準備以雙向波同步電擊100焦耳

(D)立即給予 Amiodarone 150 mg 10分鐘IV drip

解 (C)

14. 80歲老先生在公園與人爭執後急診室，自述頭暈，胸口不適，意識清楚，血壓110/55 mmHg，心跳160/min，呼吸28/min，ECG呈現規則寬的QRS波形，在給予初步ABCD評估後，請問下一步處置何者最不適當？

(A)心電圖懷疑為心室頻脈，給予靜脈滴注Amiodarone控制心律。

(B)尋找可能原因，並適時照會專家。

(C)給予氧氣，靜脈輸液，詢問病史，並完成12導程心電圖。

(D)心電圖懷疑為心室頻脈（VT），立即給予雙向電擊去顫200 J。

解 (D)

15. 一名35歲女性，過去有甲狀腺機能亢進的病史，但無規則服用藥物。凌晨到急診來，一身酒氣，主訴胸悶、心悸，生命徵象：體溫38度、心跳每分鐘130下、血壓85/43 mmHg，心電圖如下，請問以下何者處置較正確？

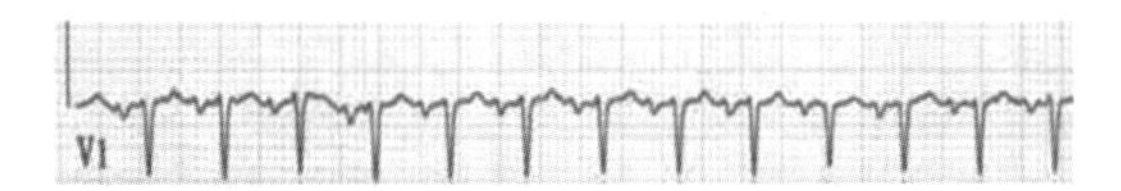

(A) 給予雙相同步電擊50 J

(B)給予支持性治療如退燒、生理食鹽水靜脈注射即可

(C)給予Amiodarone 150 mg靜脈注射10分鐘

(D)給予雙相同步電擊100 J

解 (B)

第 7 章

心搏過緩
(Bradycardia)

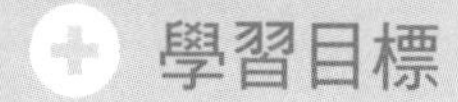

學習目標

- 學習心搏過緩通用流程
- 何謂不穩定心搏過緩
- 如何使用心律調節器
- 認識治療心搏過速的藥物

前言

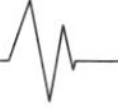

心搏過緩的定義為每分鐘心跳＜60次。有些人心跳較慢可能是生理性原因，但也有可能有其潛在原因，需考慮可能缺氧、心肌缺血／梗塞、藥物／中毒（如鈣離子阻斷劑，β-阻斷劑，毛地黃）及電解質異常（如高血鉀）。如同心搏過速需要確認並治療根本病因，而**缺氧**是心搏過緩常見原因。相對的，當心搏過緩是造成症狀原因時，常發生於心率＜50次／分鐘，首先評估臨床狀況是否適當，若為過緩性心律不整，則須針對心搏過緩給予治療。

第一節
心搏過緩通用流程

開始學習如何處理心搏過緩前，我們先了解流程圖。在開始處理心搏過緩患者前，首先準備以下事項。

- 維持病人呼吸道暢通，視需要協助呼吸
- 給予氧氣（若血氧過低）
- 裝上心律監視器、血壓監視器、與血氧機，以監測生命徵象
- 建立靜脈管路
- 取得12導程心電圖
- 考慮可能缺氧或中毒原因

接下來評估是否因心搏過緩而造成不穩定狀況（unstable signs），以下不穩定症狀與心搏過速不穩定症狀是一樣的。

- 血壓低？
- 急性意識改變？

- 休克的徵象？
- 缺血性胸口不適？
- 急性心臟衰竭？

以上症狀是確認灌流不足的症狀及徵候，我們須確定這些徵候是因心搏過緩所引起，若非則另外找原因。心搏過緩的症狀和徵候可能輕微，無症狀或很小症狀不一定需要治療，除非懷疑該心律可能變嚴重或威脅生命（如急性心肌梗塞時的高度房室傳導阻斷）。若認為心搏過緩是造成急性意識改變、缺血性胸痛、急性心衰竭、低血壓或其他休克徵象的原因，則病人應接受立即處置（圖7-1）。治療心律過緩可使用阿托品（Atropine）。Atropine是急性有症狀心搏過緩的第一線治療藥物，可改善心率、心搏過緩相關的和徵候。它是藉由抑制副交感神經所造成的心律變慢，可使用在有症狀竇性心搏過緩、房室結傳導阻斷或竇性停止等待經皮或經靜脈節律器時的暫時處置。

Atropine的使用劑量為經1 mg靜脈給予約3-5分鐘，至最大總劑量3 mg。Atropine劑量小於0.5 mg時可能導致心跳更慢；給予Atropine不應延遲灌流不良病人的體外節律器的實施。

第二節
經皮心臟節律器
（Transcutaneous pacing, TCP）

經皮心臟節律器（TCP）可使用於有症狀的心搏過緩。TCP於意識清醒病人相當疼痛，在使用時記得給予疼痛控制。不論TCP對病患是否有效，皆應準備放置經靜脈心臟節律器（Transvenous

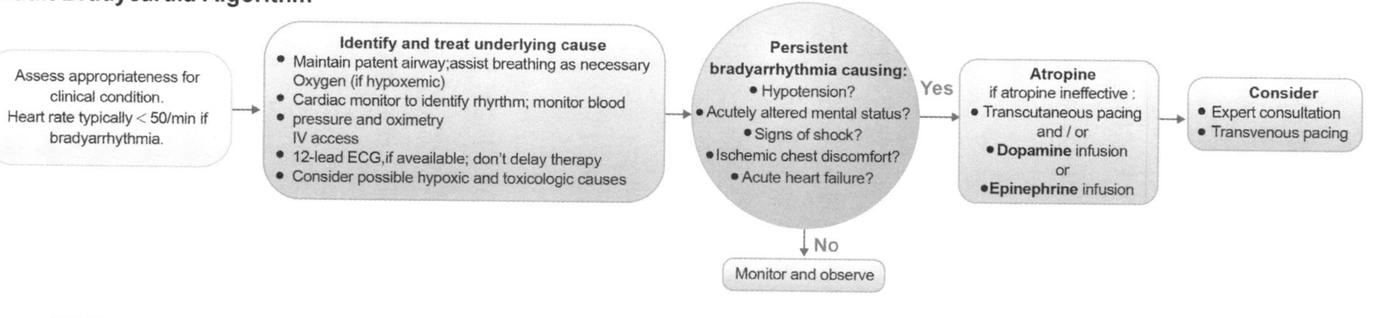

圖7-1　心搏過緩的流程

資料來源：2020 American Heart Association Guidelines for Cardiopulmonary Resuscitation and Emergency Cardiovascular Care. (https://professional.heart.org/en/science-news/2020-aha-guidelines-for-cpr-and-ecc)

paceing, TVP）及會診專家，一旦病人對於藥物和TCP無效時，就需要會診專家並使用TVP。經皮心臟節律器（TCP）的操作步驟如下：

1. 告知病患或家屬欲執行的處置程序，以及疼痛的可能，必要的時候需給予止痛，因為間歇的電刺激會給意識清醒的病人帶來疼痛不適，可事前給適度給予鎮靜止痛藥物。
2. 貼上電擊貼片。
3. 設定節律模式。

   模式（Mode）預設是「Demand」（需求模式），也就是需要時才「電」病人一次。何時給予電擊就視設定的Rate多少，常見設定50-60下／分，一旦偵測到心跳速度低於此設定，TCP就會給予電刺激。請注意，機器給予電刺激通過皮膚把電流經過層層阻礙傳導至心臟不見得會產生效果，其效果亦不如經靜脈節律器的效率這麼高，所以要透過調整Output來提升其毫安培數（mA），從最低開始，每次增加10（mA），直到心電圖上的速率達到設定的目標，而且每個Spike P波皆有產生QRS複合波。
4. 檢查頸動脈及橈動脈，確認每個QRS複合波皆有產生脈動。
5. 再提高10%之電流量，避免搬運時失效。
6. 運送過程反覆檢查頸動脈及橈動脈，確認每個QRS複合波皆有產生脈動。

最後注意，不要相信心律監視器本身的心跳速率，機器會把自己給予的電擊算進去，你可以直接手摸脈搏計算，或者可以簡單看一下血氧機（Oximeter）上的心跳數與心律監視器是否同步（代表有給電及確實產生有效的心跳）。當心跳數達標後，Output建議要往上再加10%，避免因搬動或各種原因導致電擊失效（例如原本80 mA有效，就要再往上加到88 mA）。倘若在藥物的輔助下，仍一直無法達到理想的心跳數，則要考慮經靜脈心臟節律器。

另外一種模式Fixed（固定模式），又稱為非同步模式（Asynchronous），會無視病人自發的心律直接取而代之，每下都給電，這種模式比較少用。此模式用在臨床認為病人幾乎無法產生有效的心搏，設定上就不再是從低往上調高，反而是從最高安培數（比如：200 mA）往下調整，力求一開始就達標，再往下測試降到多少毫安培時無效（比如：100 mA），則Output就設定在最後一個有效數值+10%（mA）（比如：100 + 10 mA）。

第三節
心搏過緩之心律

房室傳導阻斷（AVB：Atrio-ventricularblock）可分為第一度（1°）、第二度（2°）和第三度（3°）阻斷，造成原因包括藥物（如digoxin或β-blockers、calcium channel blockers、Amiodarone）或電解質異常（如K、Ca、Mg）、各種器質性心臟病（如心肌缺氧、心肌梗塞、瓣膜病變）、心肌炎或其他心肌傳導結構問題而造成。就心電圖來講可以分為以下幾類。

1. 第一度房室傳導阻斷（1° AVB）的定義為PR間期過長（＞0.2秒），而且常為良性。每個P wave後均有QRS complex，規則的P-R interval（圖7-2）。

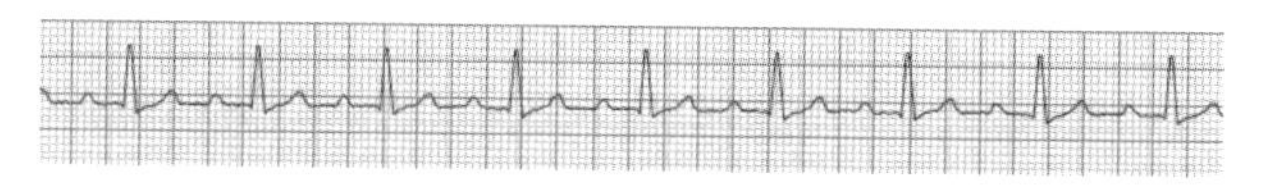

圖7-2　第一度房室傳導阻斷（1° AVB）

2. 第二度房室傳導阻斷（2° AVB）為心房電衝動不能傳至心室，一些P波後沒有QRS complex，房室傳導比例可能是2：1、3：2、4：3。分為Mobitz第一型和第二型，Mobitz第一型阻斷位置在房室結，經常是暫時性且無症狀（圖7-3）。Mobitz第二型阻斷位置常低於房室結而介於HisPurkinje系統，經常是有症狀且可能變成完全（三度）房室傳導阻斷（圖7-4）。

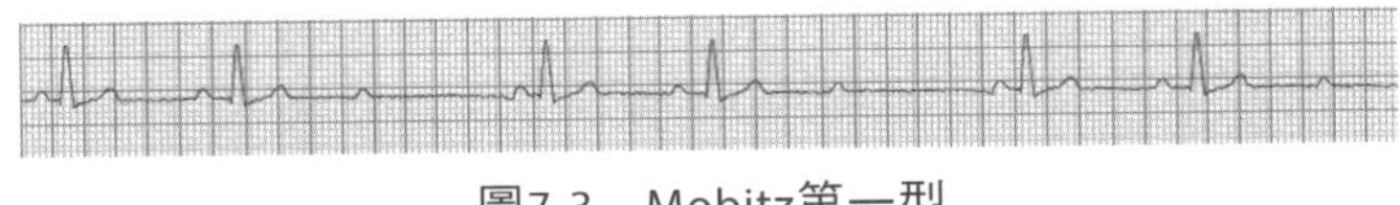

圖7-3　Mobitz第一型

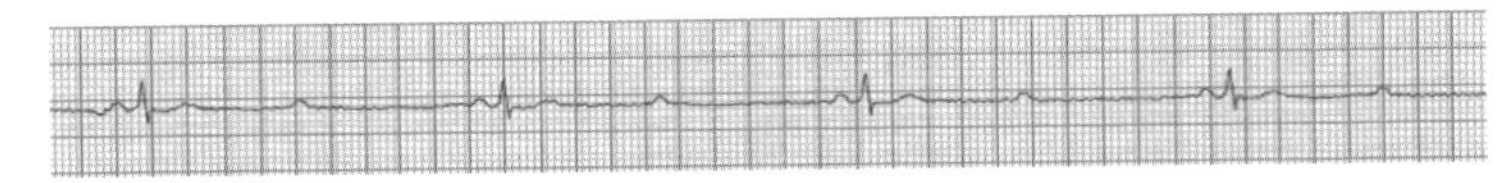

圖7-4　Mobitz第二型

3. 第三度房室傳導阻斷（3° AVB）可發生於房室結、His氏束和束枝。第三度房室傳導阻斷時，心房與心室間沒有電衝動傳遞（圖7-5）。第三度傳導阻斷可能是永久或暫時性，依潛在原因而定。

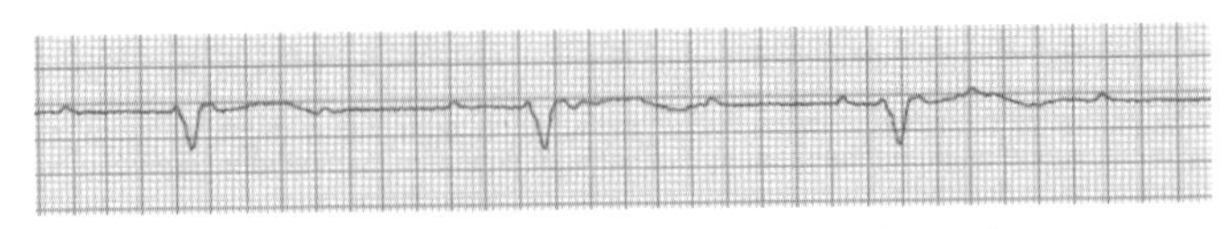

圖7-5　第三度房室傳導阻斷（3° AVB）

第四節
藥物使用推薦

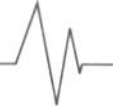

心搏過緩治療除了Atropine外，其他可替代使用的藥物還有Dopamine和Epinephrine，雖非治療有症狀心搏過緩的第一線藥物，但當對Atropine治療無效或不適合時可以使用，或是用於等待節律器時的暫時處置（Class IIa）。表7-1為心搏過緩可以使用的藥物說明。

第五節
經靜脈心臟節律器（Transvenous pacing, TVP）

對於持續的血液動力學不穩定的心搏過緩病人，藥物治療無改善時，或仍持續有不穩定的症狀時，需考慮使用臨時經靜脈心臟節律器來增加心率並改善症狀。經靜脈心臟節律器可以改善心率和症狀，直到可以實施更明確的治療（矯正根本原因或永久性心臟節律器放置）（Class IIa）。

個案會經由專科醫師會診後放置，放置後請紀錄節律器的設定，包括rate（速率）、amplitude（電流輸出）、sensitivity（感應靈敏度），放置後須視情況照胸部X光片，以及心電圖或心臟超音波等檢查，以確定裝置的位置及功能是否正常，並排除有無心包膜積水或其他合併症發生。圖7-6為TVP心電圖波形示意圖。

表7-1　心搏過緩使用的藥物。

特性	適應症	劑量	特殊考量
Atropine			
	·有症狀的竇性緩脈 ·對於第二度（2°）和第三度（3°）傳導阻斷不太有效 ·有機磷中毒時可大劑量使用	1 mg 靜脈給予約3-5分鐘，至最大總劑量0.04 mg/kg（總共3mg）。有機磷中毒時會給予2-4 mg或更高劑量，但小心心跳太快。	急性冠心症病人使用Atropine應小心，增快心跳可能惡化心肌缺氧。對於低體溫心搏過緩情況無效
多巴胺（Dopamine）			
兒茶酚胺（catecholamine），有α-和β-交感神經興奮作用	·第二線之有症狀心搏過緩藥物 ·使用於收縮壓70-100 mg且有休克症狀時	使用劑量為5-20 mg/kg/min，低劑量（≧5 mg/kg/min）時可增強心臟收縮和心率。較高劑量（≧10 mg/kg/min）時也有血管收縮作用。	使用血管收縮劑需經評估，有適當的血管內容積。如有需要時應適當補充輸液
腎上腺素（Epinephrine）			
兒茶酚胺（catecholamine），有α-和β-交感神經興奮作用	·有症狀心搏過緩病人（特別是低血壓者）、或是atropine無效或不適合者	開始輸注速率2~10 μg/min，且依應情況調整劑量	使用血管收縮劑病人需經評估，有適當的血管內容積。如有需要時應適當補充輸液。增加心跳血壓會同時造成心肌缺氧引發心絞痛。

資料來源：胡勝川等（2021）。《ACLS精華》，第六版。

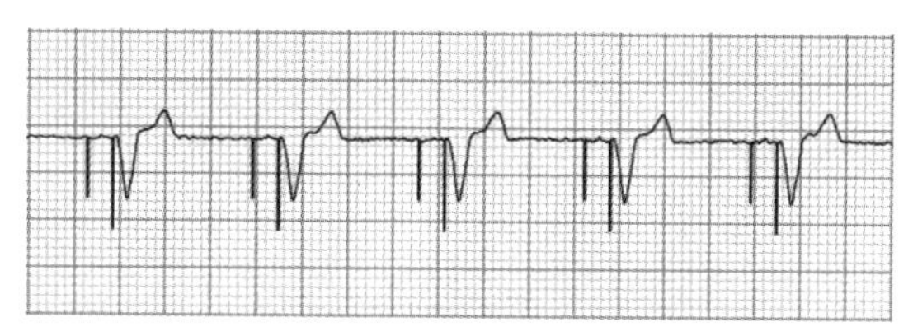

圖7-6　節律器之心電圖波形

結論

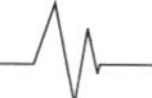

對於急性症狀性心搏過緩的病人，建議先評估和治療可逆原因，如缺氧、心肌缺血／梗塞、藥物中毒（如鈣離子阻斷劑、β-阻斷劑、毛地黃）及電解質異常（如高血鉀）。對於生命徵象不穩定的急性心搏過緩病人，使用阿托品（Atropine）可增加心率，如果心搏過緩對Atropine無反應，則必要時為病人準備進行緊急經靜脈心臟節律器時，或使用IV交感神經興奮劑（例如Dopamine或Epinephrine）。

測驗

1. 68歲男性，體重75公斤，到急診處就醫，主訴呼吸喘。血壓80/60 mmHg，心跳50次／分。監視器顯示一度房室傳導阻斷，下列藥物何者優先？

⑷ Isoproterenol 2-10 mcg/min靜脈點滴

⑸ Lidocaine 75 mg靜脈推注

⑹ Atropine 1 mg靜脈注射

⑺ Dopamine 2 mcg/min/kg靜脈點滴

解 ⑹

2. 林先生是80歲老榮民，今天晚上他吃了一頓大餐後開始肚子不適，因此被送到急診，檢傷發現病人體溫36.5度，心跳每分鐘40下，呼吸每分鐘14下，血壓180/100 mmHg，未有胸痛、無休克徵侯，心電圖監視器如下，針對此病人心跳過慢的問題如何處理？

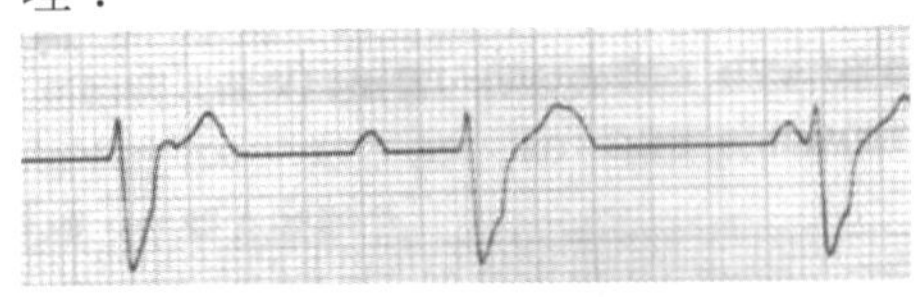

⑷使用Atropine 1 mg靜脈注射

⑸觀察即可，檢查可能的原因，但須於床邊準備經皮心臟節律器（TCP），以備緊急變化時使用

⑹靜脈給予 Dopamine 5-20 μg/kg/min

⑺使用經皮心臟節律器（TCP）

解 ⑸

3. 60歲男性，血壓70/40，盜汗、胸悶，EKG如圖，最可能有幫助的處理為何？

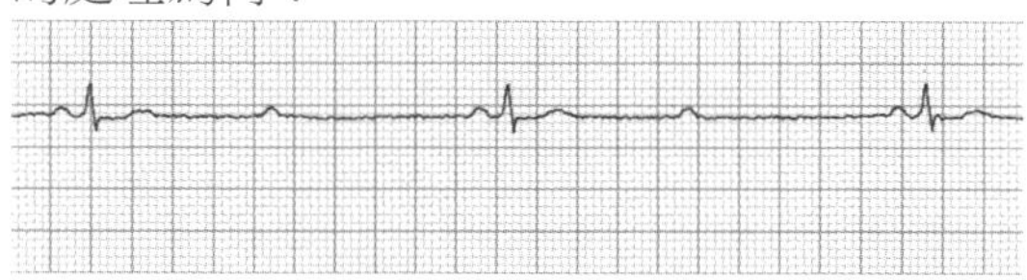

(A)使用體外心律調節器（TCP）

(B)注射Epinephrine 0.5-1.0 mg IV

(C)給予Atropine 1 mg IV push

(D)靜脈滴注 Dopamine 5-20 μg/Kg/min

解 (A)

4. 何者不是經皮心律調節器（TCP）使用之適應症？

(A)有症狀，不穩定之竇性心跳過慢

(B)長時間的無心臟收縮（Asystole）

(C)低血壓休克之竇性心跳過慢

(D)完全房室傳導阻滯合併肺水腫

解 (B)

5. 一位住院病人查房時主訴頭暈、四肢冰冷、潮濕，理學檢查微血管充血時間變長，脈搏規則但緩慢45 bpm，血壓80/60 mmHg。EKG monitor呈現三度 AV block併有新的wide-QRS波，下列處置何者最為適當？

(A) Adenosine 6 mg IV push

(B) Epinephrine 1 mg IV push

(C) Dopamine靜脈滴注5-20 μg/Kg/min

(D) Isoproterenol靜脈滴注2-10 μg/kg/min

解 (C)

6. 你正在急診室為一個骨盆脫臼的病人執行徒手復位術，打完鎮靜藥物後卻發現病人呼吸次數越來越慢，只剩每分鐘6次，血壓96/64 mmHg，心電圖監視器上呈現竇性心搏過緩（Sinus bradycardia），針對此病人心跳過慢的問題打算如何處理？
   (A)使用經皮心臟節律器（TCP）
   (B)使用Atropine 1 mg靜脈注射
   (C)使用Atropine 1 mg靜脈注射
   (D)先行給氧與輔助通氣
   解 (D)

7. 下列何種情況不建議使用Atropine作為心跳過慢的治療？
   (A)昏厥（syncope）的年輕女性，目前血壓70/40，第二度第一型房室阻滯。
   (B)剛接受心臟移植的陳先生，竇性心搏過緩且有不穩定的症狀。
   (C)有心衰竭病史的老太太，有端坐呼吸及喘，第一度房室阻滯（AV block）。
   (D)呼吸困難且冒冷汗的老先生，竇性心搏過緩，血壓100/40。
   解 (B)

8. 對於心搏過緩Bradycardia病患的急救過程中敘述，何者為非？
   (A)不管病患血壓穩定與否，皆應放置TCP
   (B)TCP的放置是重要的治療方法
   (C)等待TCP期間可以考慮給予靜脈注射阿托品（Atropine）（1 mg）
   (D)等待TCP期間可以考慮給予靜脈輸注腎上腺（Epinephrine）（2-10 μg/min）
   解 (A)

9. 90歲女性因看錯藥袋將原本一個星期藥量的高血壓藥物一次服下，家屬趕忙將病患送到急診，到院時已經配戴氧氣面罩6 L/min，心跳32 bpm，血壓 70/40 mmHg，冒冷汗，覺得快要昏倒的感覺，因時間因素經醫師評估無法洗胃，12導程心電圖如下，以下何者不是合理的處置？

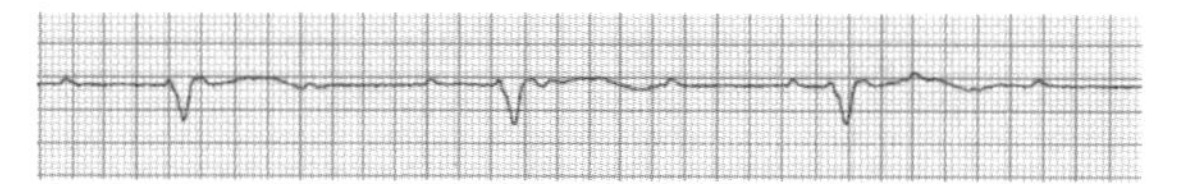

(A)使用TCP時，貼片位置要放置於左胸上方與右肩下，需要緊急去顫的時候才不會妨礙電擊。

(B)準備TCP的同時，可先考慮給予 Dopamine 滴注。

(C)使用TCP時，當確定心臟能夠穩定地按照設定的節律跳動後，應把電流降低10 mA，避免傷害心臟。

(D)使用TCP 時，除了電氣波動外，也要確認是否產生有效脈搏。

解 (A)

10. 82歲男性，因呼吸困難及胸悶送入急診，檢傷測得生命徵象為體溫攝氏36.2度，心跳每分鐘45下，血壓89/51，呼吸每分鐘約30次，下列處置何者最不合適？

(A)準備經皮心臟節律器

(B)給予氧氣

(C)接上心電圖監視器並完成12導程心電圖

(D)立刻給予Amiodarone 150 mg靜脈滴注

解 (D)

11. 對於不穩定心搏過緩（unstable bradycardia）病患的急救過程中，在等待Transcutaneous pacing（TCP）放置的期間，可以考慮給予阿托品（Atropine）靜脈注射。關於此藥物的敘述，下列敘述何者正確？

(A)得重覆給與，次數不限，兩次給藥時間應相距3-5分鐘。

(B)得重覆給與，每次1 mg，最高劑量3 mg。

(C)應連續給藥六次，每次0.5 mg，總劑量3 mg。

(D)只能給予一次，不得重覆給予。

解 (B)

12. 下列關於第三度房室傳導阻斷的敘述，何者正確？

(A)心室節律通常規則，與心房節律有明確關連性。

(B)雖為His Bundle以下之傳導阻滯，Atropine治療效果仍是很好的。

(C)第三度房室傳導阻斷為高危險心律，當病患出現此心律時，須立即使用TCP（經皮心臟節律器），使病人心跳回復正常。

(D)指心房激動波無法傳入房室結，心室需自行發出激動波來使心室收縮。

解 (D)

13. 60歲男性患者因第三度房室傳導阻斷（3° AVB）來診，於貼上TCP 後，雖然心律已經按照設定每分鐘跳動70下，並經股動脈確認摸到70下，但血壓還是只有70/40 mmHg，請問以下何者是合理的處置？

(A)把電流量往上調高，血壓就會升高

(B)可以給予 Dopamine 5-20 ug/kg/min

(C)可以給予 Dobutamine 2-10 ug/kg/min

(D)既然沒用，應把TCP關掉，以免傷害心臟

解 (B)

14. 一位80歲女性主訴胸悶及冒冷汗到急診，血壓80/40 mmHg，ECG monitor上心律顯示如下，下列何者錯誤？

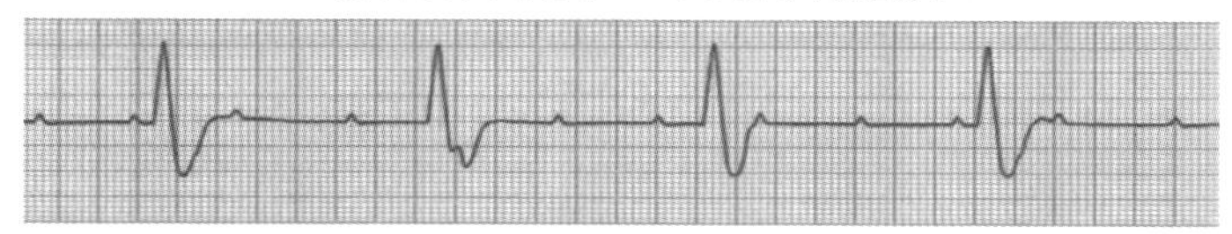

(A)此心律為Third degree AV block

(B)如Atropine無效，可以考慮使用Dopamine或Epinephrine

(C)首選藥物Atropine，因為此心律對Atropine反應良好

(D)可使用TCP（Transcutaneous pacing）

解 (C)

15. 有關緊急心臟節律器的敘述，下列何者錯誤？

(A)心跳過緩，有嚴重症狀時，可用TCP治療

(B)當Asystole或PEA時，不建議用TCP，因研究證實效果不佳

(C)TVP比TCP效果好

(D)TVP比TCP更適合立即用於心搏過緩的患者

解 (D)

說明：TVP直接作用在心房或心室，效果比TCP器好，但無法立即使用。TCP對於有症狀的心跳過緩是Class IIa的選擇。

第 8 章

呼吸與呼吸道處置

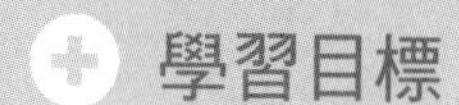

學習目標

- 呼吸與呼吸道的原理與評估
- 認識如何暢通呼吸道
- 認識輔助呼吸道
- 認識氧氣供應設備

前言

呼吸道的處置是急救與緊急處置中重要的一環，學習呼吸道處置不僅僅是急診醫學的基本能力，更是在不同臨床學科中與未來病患照顧上相當重要的部分，在本章中將說明呼吸及呼吸道原理，並介紹常用的輔助工具。

第一節
呼吸與呼吸道的原理與評估

評估及處理的呼吸與呼吸道時，可歸納成三個方向來思考：**呼吸道、呼吸動力及氧氣**，我們可以記成「道、力、氣」三面向。完整的呼吸必須有暢通的呼吸道、足夠的呼吸動力，以及足夠的氧氣，缺一不可且具有順序性。首先暢通呼吸道，打開病人的呼吸道後，依病人的意識考慮放置口咽或鼻咽呼吸道，必要時抽吸痰，甚至移除呼吸道異物。接下來評估病人呼吸的動力是否足夠，不足則給予袋瓣罩（bag-valve-mask, BVM）之正壓呼吸，不需急著氣管內管置入。最後再考量氧氣是否足夠，根據血氧飽和度給予適當的供氧器材。呼吸道、呼吸動力及氧氣等三部分一定得依序處理，順序的錯誤往往造成病人的惡化。

對於一位意識清楚、呼吸道沒有雜音，而且自行表達身體不適的個案，我們可以初步認為其呼吸與呼吸道是沒有急迫問題，但還是有可能有氧氣不足的狀況，仍需仔細反覆評估。但如果意識清楚、正在非常用力且無聲地咳嗽、無法說話、呼吸聲音微弱、出現喘鳴聲（stridor）、發紺，或是雙手捏住脖子的民眾時，要立即想到個案可能處於異物梗塞的狀況。

第二節
哈姆立克法（Heimlich maneuver）

當病人不幸噎到時，異物有可能造成其呼吸道輕微或是嚴重堵塞，使其呼吸困難，甚至造成死亡。這時目擊者若可及時施以急救，就有可能解除病人的生命危險。

一、輕度異物哽塞

1. 個案表現：傷病患可能會有兩手掐住脖子、不斷咳嗽的徵候。
2. 詢問傷病患或家屬：「病人噎到了嗎？」
3. 鼓勵傷病患咳嗽，**絕不要去干擾傷病患自發性的咳嗽和出力的呼吸**。

二、重度異物哽塞（傷病患清醒）

1. 傷病患意識並未喪失、咳嗽聲音逐漸微弱或沒有咳嗽、呼吸困難或不能呼吸、吸氣時有高頻率的雜音、發紺、不能說話或全身軟弱，可能會有兩手掐住脖子的現象，表示呼吸道可能已完全阻塞。
2. 立即詢問傷病患或家屬：「傷病患噎到了嗎？」若傷病患點頭表示或無法發出聲音時，應立即在傷病患後面使雙腳成弓箭步，前腳膝蓋置於傷病患胯下，上半身靠近或貼緊傷病患背部以穩住傷病患。
3. 一手握拳（大拇指與食指形成之拳眼面向肚子）放於上腹部正中線，位置於肚臍上緣，另一手抱住放好之拳頭，若無法實施腹部推擠應考慮胸部按壓，例如：懷孕後期或肥胖者。
4. 雙手用力向傷病患的後上方快速瞬間重複推擠，且隨時留意是否有異物吐出，直到傷病患意識喪失或異物被排除為止。

5. 若異物無法排除，且傷病患意識喪失而癱在施救者身上時，請讓病人平躺並開始進行心肺復甦術（CPR）。吹氣前快速檢視口腔有無異物，如有明顯固態異物，才可用手指將之移除。在院內的病人發生異物梗塞時，應使用Magill forceps 將異物夾出。

第三節
暢通呼吸道與抽吸分泌物

我們建議任何昏迷的病人都需確認呼吸道的暢通與否，打開呼吸道為處理的第一步驟，其他輔助呼吸道，例如口咽、鼻咽呼吸道，可協助病人暢通上呼吸道以幫助通氣與給予氧氣。對於非頸椎創傷病人，建議使用壓額／提下顎法（head tilt/chin lift）來暢通上呼吸道（圖8-1）。懷疑頸椎受傷的病人，例如意識昏迷、鎖骨以上鈍傷的創傷病人，為避免伸展頸部，應使用下巴推擠法（jaw thrust）（圖8-2），同時須注意固定頸椎，徒手固定的效果，比使用器具效果來的好。教導一般民眾打開呼吸道的方法時，不論創傷或非創傷病人，一律使用壓額／提下顎法。

打開呼吸道後如果呼吸聲還是很吵雜，此時口咽部的分泌物應給予抽吸。抽吸管末端應提供＞40 L/min的氣流，抽吸力應＞300 mmHg才有用。要取用適當的抽吸管，測量適當的長度，經口為嘴角到耳垂的距離，經鼻孔為鼻尖到耳垂的距離，輕柔地從口角處或鼻孔放入及抽吸。抽吸的動作是當管子往外慢慢拔出時，一邊回抽一邊以旋轉的動作間歇性的抽吸，每次抽吸勿超過15秒，在重複下一個抽吸之前要給100%氧氣30秒；切勿從口中央的位置放入，或以大動作做抽吸（因為可能會刺激到懸雍垂）。抽吸前需先給氧，但在

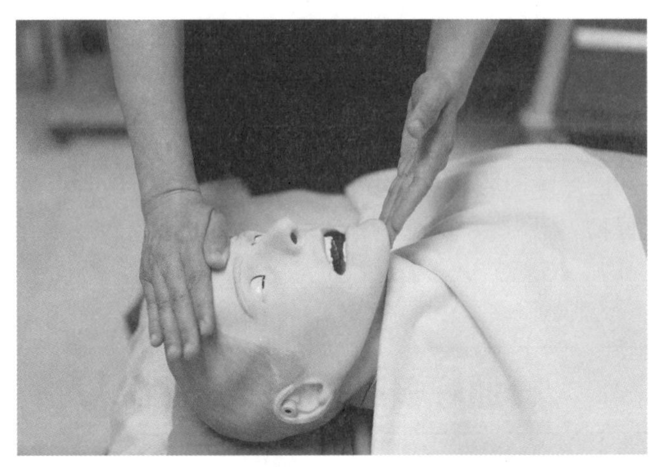

圖8-1　壓額／提下顎法（head tilt/chin lift）

資料來源：作者拍攝。

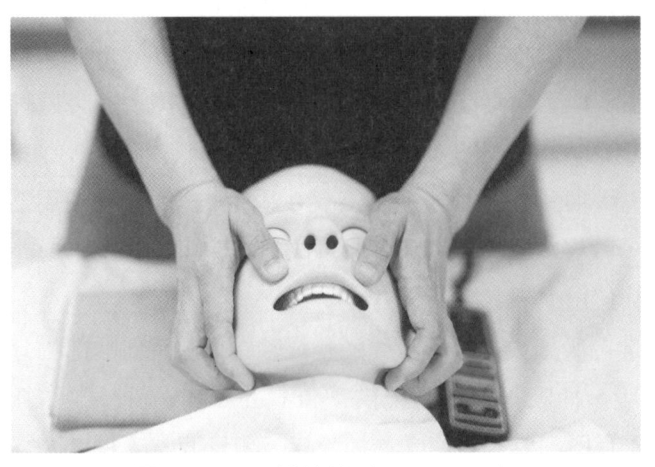

圖8-2　下巴推擠法（jaw thrust）

資料來源：作者拍攝。

呼吸道不通暢的情況下，其效果不理想，最重要的還是快速地抽吸分泌物以暢通呼吸道。口內嘔出大量的嘔吐物，除了會造成呼吸道阻塞，亦會造成吸入肺內，此時光抽吸是不夠的，快速地將頭轉向側邊，用手指將大量嘔物挖出，再用粗管來抽吸。

第四節
輔助呼吸道（Adjuvant airways）

一、口咽呼吸道（oropharyngeal airways）

使用時機：完全昏迷且沒有咳嗽或嘔吐反射的病人，且須有受過訓練的人置放。

尺寸選擇：選擇適當長度的口咽呼吸道非常重要，簡易測量法為嘴角到同側的耳垂，放置之前比出適當的長度的動作不可省略（圖8-3）。

使用方法：置入方法乃將口咽呼吸道反向放入，碰觸到咽部後壁時再將其轉180°到正向的位置，接著完全將之推入，使凸起端在嘴唇處。亦可用壓舌板將舌頭往下壓，再將口咽呼吸道正向放入。

併發症：使用太長時可能將會厭軟骨給往下擠，太短則會將舌頭更往後推擠，兩者都會造成呼吸道更加阻塞。置入動作太粗魯時，會造成口腔的創傷。如將之置入在有咳嗽或嘔吐反射的病人身上，會引起嘔吐以及支氣管痙攣。

其他：當心跳停止的病人、使用BVM給氧時，同時置入口咽呼吸道，一般相信可以使通氣的狀況更良好。

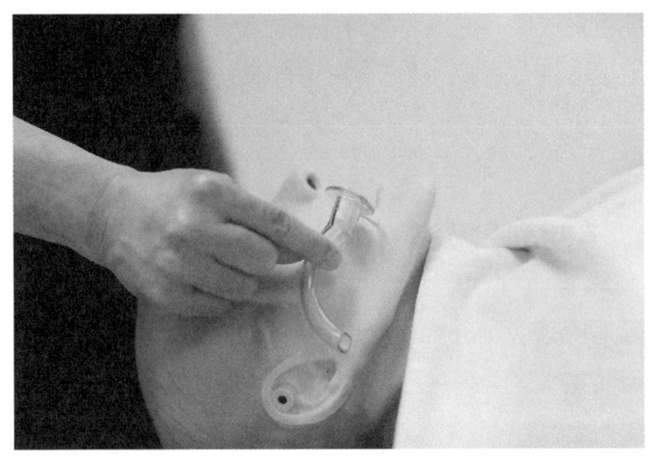

圖8-3　口咽呼吸道的選擇（簡易測量法為嘴角到同側的耳垂）

資料來源：作者拍攝。

二、鼻咽呼吸道（nasopharyngeal airways）

使用時機：主要針對半昏迷或仍有咳嗽及嘔吐反射的病人（例如酒醉、中風、藥物中毒、外傷等病人）；然而當完全昏迷的病人牙關緊閉時亦可使用。

尺寸選擇：選擇長度的方法為比出鼻尖到耳垂的長度（圖8-4）。

使用方法：放置前要潤滑，放入方向為從鼻孔往口咽的方向溫柔地推入。

併發症：最大的副作用為鼻出血，進一步血塊可能掉入而造成氣管吸入，欲減少此機會，置入時可將斜面朝向鼻中隔（亦即尖端在外側）的角度置入。有時病人也因刺激到嘔吐反射，造成喉部痙攣或是作嘔；也可能因置入而刺激分泌物的產生，需不時抽吸。使用太長時間可能會使會厭軟骨或聲帶受傷外，還可能刺激迷走神經，造成心搏過緩。

其他：顏面創傷或疑顱底骨折的病人，鼻咽呼吸道的置入屬禁忌症，這時可放口咽呼吸道。

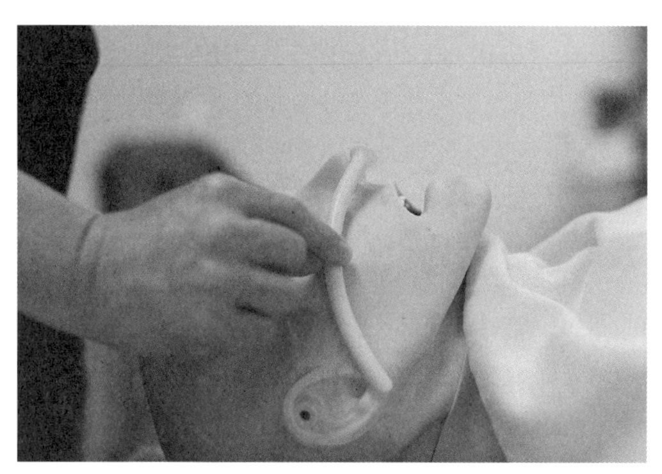

圖8-4　鼻咽呼吸道（選擇長度的方法為比出鼻尖到耳垂的長度）

資料來源：作者拍攝。

表8-1　口咽呼吸道與鼻咽呼吸道的使用差異

	使用時機	尺寸選擇	使用方法
口咽呼吸道	完全昏迷且沒有咳嗽或嘔吐反射	嘴角到同側的耳垂	口咽呼吸道反向放入，碰觸到咽部後壁時再將其轉180°到正向的位置，接著完全將之推入，使凸起端在嘴唇處。
鼻咽呼吸道	半昏迷或仍有咳嗽及嘔吐反射的病人	鼻尖到耳垂的長度	放置前要潤滑，放入方向為從鼻孔往口咽的方向溫柔地推入。

資料來源：胡勝川等（2021）。《ACLS精華》，第六版。

第五節
袋瓣罩（Bag-Valve-Mask）的使用

BVM（Bag-Valve-Mask）又簡稱為袋瓣罩或甦醒球，由儲氣袋、單向瓣膜及面罩組成，可透過強迫給氧的正壓呼吸方式，給予傷病患人工呼吸。氧氣流速開15公升／分鐘，提供接近100%之氧氣。使用步驟如下：

1. 將病人呼吸道擺設嗅吸姿勢（sniffing position），亦即頸部往胸前方向曲屈，做法是在頭部後方墊毛巾，然後將頭擺成相對於頸部為伸張的姿勢。
2. BVM末端接上氧氣連接管跟氧氣流量表，流速開到15公升／分鐘，氧氣儲氣袋充飽氣後，可提供病人100%的氧氣。
3. 操作者站在病人的頭端，選擇適當大小的面罩、面罩尖端朝額頭，以C-E手勢單手扣緊面罩：姆指和食指擺成C的手勢，將面罩下壓，緊密的蓋住口鼻勿使漏氣，另三指成E手勢扣住下顎骨將下巴抬起，以便將呼吸道打開，另一隻手則壓擠甦醒球（圖8-5）。二人操作時，一人用雙手將面罩密合口鼻，另一人以雙手壓擠甦醒球，效果會更好。

袋瓣罩使用的適應症最主要為呼吸動力不足時，呼吸速率＜10下／分，或無呼吸及心肺功能停止（OHCA）之傷病患者。

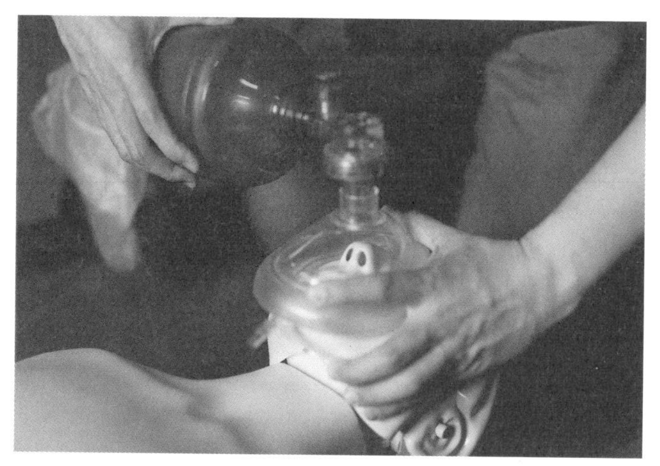

圖8-5　袋瓣罩（Bag-Valve-Mask）的使用

資料來源：作者拍攝。

CPR時往往因為情況緊急，施救者常會不經意地加快加力於BVM通氣，如此不僅容易將過多氣體送入患者胃部，加速胃內容物逆流，進而嗆入氣管（aspiration），同時會增加胸腔內壓力而減少回心血量，因而降低CPR回復心跳的成功率。在未置入確定呼吸道（definite airway）前，通氣之潮氣量僅需見到胸部起伏即可，潮氣量約500-600 ml；吹氣時間僅需1秒，等胸廓落下後就再給第二口氣，是故這兩口氣的總時間，約只有3-4秒內就得完成。一旦確定呼吸道已建立，通氣的潮氣量一樣見到胸部起即可，此時最大的不同，就是通氣與壓胸各做各的，兩者皆不需暫停，通氣的速率為每分鐘10下呼吸，亦即6秒給一口氣，同樣吹氣的時間僅需1秒。如果病人有循環但需BVM通氣支持時，通氣的速率為每分鐘10下，亦即6秒給一口氣，同樣吹氣的時間僅需1秒。對於COPD的病人，由於通氣易造成更多的auto-PEEP，進一步影響循環，所以通氣時的速度更降低到每分鐘6-8下，即8-10秒給一口氣即可。

第六節
氧氣供應設備（oxygen delivery device）

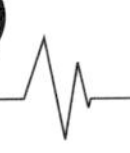

氧氣供應設備可以分為高流量給氧（low flow oxygen therapy），以及低流量給氧（low flow oxygen therapy）二種。

低流量給氧（low flow oxygen therapy）是指提供低流量純氧氣，但不足以供應病人所有吸氣所需，因而會混入部分空氣，因此氧氣濃度會受病人呼吸型態以及氧氣流量的影響而不固定。一般而言，病人潮氣量越大，呼吸次數越快，則得到的氧氣濃度越低。反之，病人潮氣量越小，呼吸次數越慢，則得到的氧氣濃度越高。由上可知，低流量給氧法只適用於呼吸較穩定之患者。低流量給氧的器材很多，包括了氧氣鼻導管（Nasal Cannula）、簡單型氧氣面罩（Simple Mask）、部分重吸入式氧氣面罩（Partial Re-breathing Mask）、不重複吸入氧氣面罩（Non-rebreathing Mask）、氧氣帳（Oxygen Tent）及氧氣罩（Oxygen Hood）等。

一、氧氣鼻導管（Nasal Cannula）

最常見的就是氧氣鼻導管（Nasal Cannula）（圖8-6），所提供的氧氣濃度約24-44 %，氧氣流量1-6 L/min ，流速每調高1 L/min，病人吸入之氧氣分壓可增加4%。於輕微呼吸症狀的病人（SaO2 94-100%），因是以鼻腔作為儲存腔，因此使用氧氣鼻導管時鼻腔必須通暢，如使用流量大或長期使用時，需加氧氣潮濕瓶以提高吸入氣體的溼度。氧氣鼻導管適用。氧氣鼻導管的優點是輕便、方便、便宜、易忍受，但缺點是容易滑落，氧氣濃度易受呼吸型態改變影響。如果使用流量已較高，而血氧改善狀況仍未符合期望，那就配合呼吸運動或深呼吸看看，效果應會較好；但如明顯的呼吸窘迫，則要給高濃度氧氣。

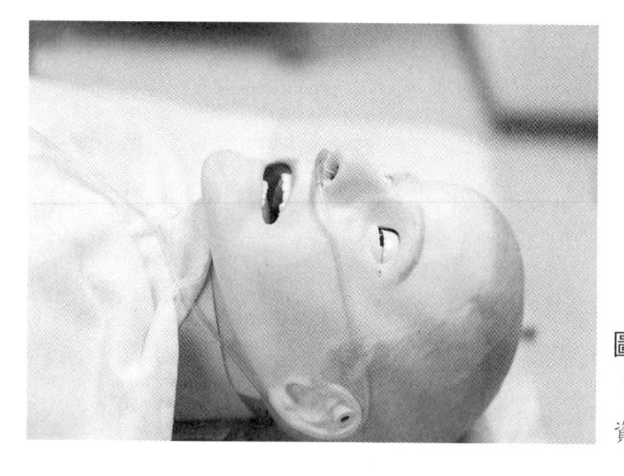

圖8-6　氧氣鼻導管（Nasal Cannula）

資料來源：作者拍攝。

二、簡單型氧氣面罩（Simple Mask）

提供氧氣濃度約35-60%，氧氣流量6-10 L/min，無活瓣或儲藏袋，以面罩作為儲存腔，多用於急診室及手術後之暫時使用，張口呼吸將氣流都經口部而不經鼻子，缺點是不方便，吃飯和談話時須除去，氧氣濃度不固定（圖8-7）。不建議流速低於6 L/min，因為易造成二氧化碳滯留（CO_2 retention）而使傷病患昏迷。

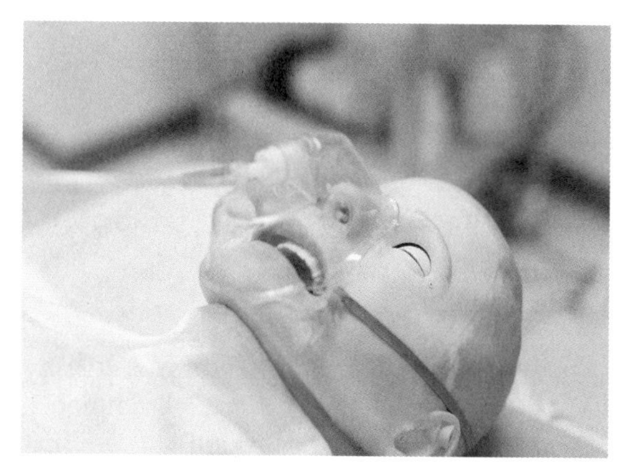

圖8-7　簡單型氧氣面罩（Simple Mask）

資料來源：作者拍攝。

三、部分重吸入式氧氣面罩（Partial Rebreathing Mask）

提供氧氣濃度約35-60%，氧氣流量6-10 L/min，有儲氣袋，氧氣直接進入袋中，但無單向閥，因病人所吐氣的前1/3會進入袋中，因此病人呼吸時可以由儲氣囊吸入大約33%的呼氣量。其呼氣主要是死腔內容積，沒有參與肺泡氣體交換，所以大部分為氧氣，故使用時氧氣濃度會比Simple mask高；使用時注意氧氣流量，保持Reservoir Bag一直漲著，不要讓其萎縮。臨床上容易與不重複吸入氧氣面罩（Non-Rebreathing Mask）搞混，因此較少使用。

四、不重複吸入氧氣面罩（Non-Rebreathing Mask, NRM）

原理與Partial Rebreathing Mask類似，但多了單向閥，在吸氣時可以限制氧氣來源為儲氣袋中的氧氣避免空氣混入，吐氣時則由面罩上的單向閥排出，儲氣袋上的單向閥關閉禁止吐出氣體進入儲氣袋（圖8-8）。多使用於需提供高濃度氧氣的狀況（例如一氧化碳中毒或其他SaO_2太低的病人），使用時氧氣流量開10-15 L/min時，可提供氧氣濃度約85-100%。氧氣流量需大到使吸氣時氧氣由儲氣袋進入面罩，氧氣儲存袋不會完全扁掉，而下一次吸氣前，儲存袋又有足夠的氣流再脹滿。

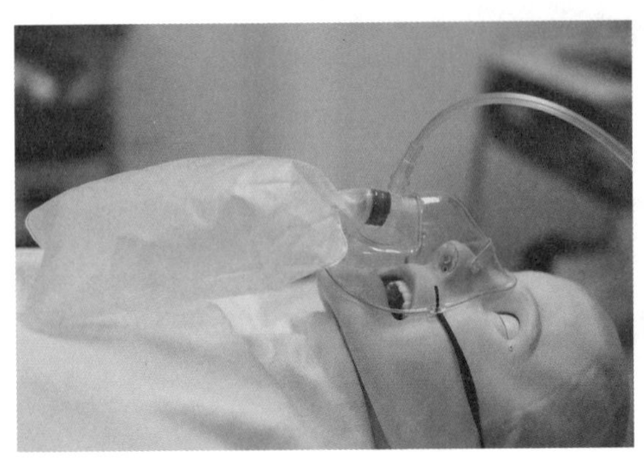

圖8-8
不重複吸入氧氣面罩（Non-Rebreathing Mask, NRM）

資料來源：作者拍攝。

五、Venturi 面罩（Venturi mask）

相較於低流量給氧設備，高流量給氧設備（high flow O2 therapy）的優點是可以控制FiO2，保持穩定且能確保的氧氣濃度，亦可使用於人工氣道的病患身上。使用時，通常需配合潮濕器，開啟的氧氣流速不需固定，簡單評估準則為看到煙冒出來。Venturi面罩是屬於高流量給氧設備的一種，也可以不搭配使用潮濕器，不同顏色代表不同氧氣濃度（24%、28%、31%、35%、40%、50%），不同氧氣濃度會對應不同的氧氣流速，若不知道如何計算，Venturi上面都有註記。最常使用的對象是COPD患者，因為COPD的病人如果給予太高濃度的氧氣，會降低其呼吸的趨動力（drive），故需要較精確的給予氧氣濃度，而Venturi面罩的好處就是可以提供固定的氧氣濃度，流速4-8 L/min時為24-40%，流速10-12 L/min時為40-50%，一開始使用24%，視呼吸狀況及SaO2再調整流速。

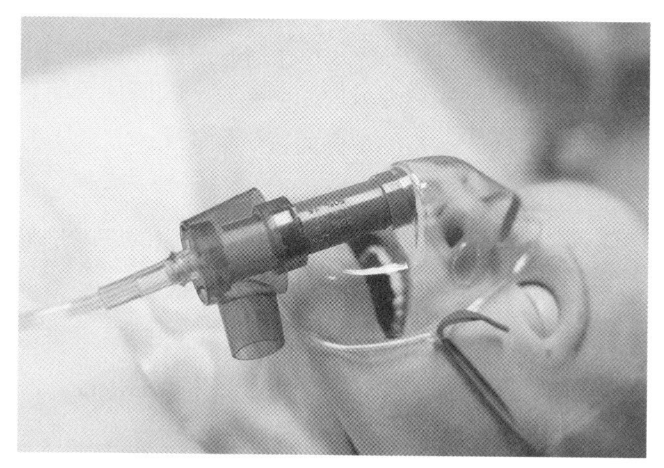

圖8-9　Venturi 面罩（Venturi mask）
資料來源：作者拍攝。

第七節
進階呼吸道（Advanced airways）

進階呼吸道為昏迷病人確立呼吸道暢通最適當方式，以提供足夠換氣及氧氣。進階呼吸道包括氣管內管（Endotracheal tube, ET tube）和聲帶上呼吸道（Supraglottic Airway, SGA）。SGA又包含喉罩呼吸道（Laryngeal Mask Airway, LMA）、食道氣管合併管（Esophageal Tracheal Combitube, ETC）和喉管（Laryngeal Tube）。患者心臟停止時，SGA可替代BVM和ET tube，以維持呼吸道暢通與支持通氣。

使用進階呼吸道建立的時機，通常是在病人發生呼吸停止或意識混亂的情況下，無法自主地維持呼吸道暢通、無法以其他方法維持呼吸道暢通、呼吸困難下透過非侵入性氧氣治療裝置無法維持適當氧氣濃度、腦壓過高需要過度換氣治療法，或是欲保護呼吸道以避免異物吸入等。臨床上我們常急迫的想幫病人放置氣管內管作為急救的第一優先，請注意，氣管內管放置（Endotracheal tube intubation）一般不是呼吸窘迫最優先的處置，同時插管前必須做好適當且完整的準備，未適當的準備而冒然插管，常是病人惡化的原因之一。

經口氣管插管術是最常用的進階呼吸道，它的好處是可用以維持呼吸道之暢通，並可避免吸入物進入下呼吸道，促進通氣和給氧，方便氣管和支氣管內分泌物的抽吸，當CPR時又可作為給藥的途徑（可使用氣管內給藥之藥物為NAVEL——naloxone、atropine、vasopressin、epinephrine及lidocaine）。但其副作用會造成沿途器官受到傷害、過程可能誘發嘔吐並把胃內容物吸入呼吸道、誤將氣管內管放到食道或支氣管內，因此必須由受過訓練的人來操作，插管時可使用藥物如表8-2。

表8-2　插管時可使用的藥物與劑量

藥品	劑量	起始時間	作用時間	特色
Pretreatment agents				
Atropine	0.01 mg/kg IV（最低施打劑量0.1 mg）			
Lidocaine	1.5 mg/kg IV			可減少顱內壓（intracranial pressure, ICP）
Fentanyl	2.3 ug/kg IV	60 sec	30-60 min	可減少ICP、BP
Sedation agents				
Midazolam	0.2-0.3 mg/kg IV	2 min	1-2 hr	小心呼吸抑制
Etomidate	0.2-03 mg/kg IV	60 sex	3-5 min	不利於adrenal insufficiency
Ketamine	1 mg/kg IV	45-60 sec	10-20 min	有助於呼吸道擴張，血壓上升，腦壓上升
Propofol	2-3 mg/kg IV	20-40 sec	3-5 min	有助於呼吸道擴張，血壓上升
Paralytic agents				
Succinylcholine	1 mg/kg IV	＜30-60 sec	3-5 min	小心高血鉀與惡性高熱
Rocuronium	1 mg/kg IV	＜1 min	40 min	

資料來源：胡勝川等（2021）。《ACLS精華》，第六版。

插管的過程可以簡化為7個P：

1. Preparation：準備插管相關物品

以SOAP-ME記憶，包括呼吸道分泌物抽吸（suction）、給氧（O2）、氣管內管（airway）、藥物（pharmacology）、生命監視儀器（monitor equipment）。靜脈輸液管路儘早建立，個人防護配備也不要忘記。

2. Preoxygenation：給予充足氧氣

打開呼吸道，必要時抽痰，可考慮放置輔助呼吸道。病人尚可呼吸時，使用NRM給予100%氧氣，此時勿使用BVM，因為如此會對抗病人的自主呼吸，容易嘔吐；如果動力已經不足，再以BVM通氣。

3. Pretreatment：插管前準備藥物

視狀況給以下藥物（premedicate）：以LOAD記憶，包括Lidocaine、Opiate、Atropine、Defasciculating agent，3分鐘藥效發揮後進行下一個步驟。

4. Paralysis with induction：鎮靜與肌肉鬆弛劑

給予快速誘導插管（rapid sequence intubation, RSI）藥物，又稱藥物協助插管（drug assisted intubation, DAI），先使病人鎮靜昏迷，接著使病人肌肉鬆弛。病人呼吸動力不足時再開始BVM通氣。通常SaO2達到95%以上再進行插管，如果一直無法達成SaO2≧90%，不要猶豫，趕緊進行插管。請注意，以下情況不宜使用RSI：經呼吸道評估為困難插管個案時，頭頸部外觀與變化預期為困難插管（例如嚴重的顏面變形如骨折、懷疑咽喉部水腫或結構異常如癌症、口腔內大量活動性出血，積極抽吸也抽不完，或呼吸道的異常）。

5. Positioning：壓額抬下巴

以壓額抬下巴的方式，將患者擺成sniffing position，助手準備好喉頭鏡（laryngoscope）、檢查葉片（blade）上的燈是否夠亮。葉片的尺寸有0-4號五種，原則上長度約等於嘴角到耳垂的距離。氣管內管的內徑，男性病人通常選7.5或8號、女性病人通常選擇7或7.5號，用10 ml針管打入空氣試氣囊有無破裂，之後上潤滑劑。氣管內管內置入一通條（stylet），一直往前推至距氣管內管尖端內1-2公分處，不要凸出內管前端以免在插管時造成氣道傷害，並彎成適當曲度。使用白色較粗較軟型的通條時，可考慮將之抹上潤滑液，將來插管後較易拔除。

6. Placement with proof：放置氣管內管

插管前，使用右手的食指及拇指，將病人的嘴巴打開，左手握喉頭鏡手把、靠近與葉片相接處，將喉頭鏡葉片前端從右側嘴角放入，接著把舌頭推向左側，將喉頭鏡放到舌底即可看到會厭軟骨，再往前1-2公分即可將之置於會厭及舌頭底部間的舌谿（vallecula）。此時，握住喉頭鏡的手把、用臂力往斜前上方（約45度角）舉起，勿以上門牙當支點而往上翹起喉鏡。此時即可看見聲帶，右手才舉起去握住助手遞給你的內管，視野不得離開聲帶。

插管時，助手或操作者應目視心電圖監視器及血氧飽和監測器，隨時觀察病人狀況。若插管無法在20秒完成，應重新以BVM通氣30-60秒，然後再試一次。在CPR時的插管，應等到所有器材都完備，葉片已準備放入嘴中時才可暫停CPR，置入時間應在10秒內完成，以減少暫停時間，增加胸部按壓的次數。助手會將氣管內管塗上潤滑劑、檢查有無漏氣，還會幫操作者將病人的嘴角往下拉，使操作者的視野更大，更方便看到聲門。

插管完成後，靠嘴角固定並緊抓內管、將通條拔出，接著趕緊初步確定內管是否在氣管內。內管位置的確認建議應該要多種方式才能做出判斷。目視氣管內管置入聲門內，為確定插管位置正確之方式。放入後，立即將內管接上BVM通氣，接著首先聽診上腹部以及看胸部。如果上腹部有咕嚕聲且胸部沒有起時，停止通氣、趕緊移除內管，準備重新插管，因為此時因胃內壓增高，特別容易嘔吐嗆入；若上腹部無聲音，接著聽兩側肺底部及肺尖部，是故總共聽五個點，也必須看兩側胸部起伏有無對稱。監測oximeter也可以但反應較慢，等SaO2下降再拔除很危險；其他還可使用吐氣末二氧化碳監測器（end tidal CO_2 detector），或是食道偵測器（esophageal detector device）來確認。食道偵測器（Esophageal detector device, EDD）的球如果在氣管內，球會膨脹，如果在食道內則呈塌陷。吐氣末二氧化碳監測器（end tidal CO_2 detector）可表示正確的氣管插管位置，偽陽性結果可發生在飲用碳酸飲料；偽陰性結果（氣管插管但沒有測得吐氣二氧化碳）可發生在肺栓塞、嚴重低血壓、檢測器被胃內容物汙染和嚴重氣流受阻。

如插管的病人狀況變差，在呼吸道及呼吸的部分，應以DOPE口訣鑑別原因：Displacement（移位）、Obstruction（阻塞）、Pneumothorax（氣胸）、Equipment failure（裝置失效）；建議先找出問題來源，不要立即將內管拔除。

7. Post-intubation management：插管後管路照顧

氣管內管插管及確認位置正確後，應於前牙或牙齦處標示插管深度且固定。但是當病人頭部屈曲伸展或是挪動病人後，氣管內管都很可能脫落、滑動，建議可使用波形二氧化碳監視器持續監測氣管內管位置。氣管內管應使用膠帶或是購買固定器來固定；膠帶或固定器應避免壓迫到頸部前端或側邊靜脈回流。氣管內管確認位置及固定後，照胸部X光認氣管內管末端位於氣管分叉處（carina）上方適當位置。

結論

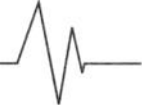

了解呼吸道與呼吸道相關處置，對於在臨床上緊急的呼吸道處理能夠更有信心。從分析呼吸道與呼吸的原理再來看看問題是出在哪裡，才能從根本來解決呼吸道與呼吸的問題。

測驗

1. 有關Bag-Valve-Mask（袋瓣罩）的敘述，下列何者錯誤？
   (A)在呼吸道確切建立後，仍需配合壓胸給予通氣。
   (B)使用於成人時，其潮氣容積量約為500-600 ml。
   (C)在CPR未建立進階呼吸道時，以30：2的比例進行壓胸及吹氣。
   (D)過度換氣會增加胸內的壓力，減少回心血流，反而不利CPR的結果。
   解 (A)

2. 心臟停止病患，當要放置氣管內管時，不建議中斷胸部接壓多久時間？
   (A) 25秒　(B) 45秒　(C) 10秒　(D) 30秒
   解 (C)

3. 成人置放氣管內管時，適當的深度應該是前牙位於管子的那一刻度？
   (A) 20-24 cm　(B) 14-20 cm　(C) 15-19 cm　(D) 19-23 cm
   解 (D)

4. 執行抽吸管抽吸時，其時間不應超過？
   (A) 40秒　(B) 6秒　(C) 15秒　(D) 30秒
   解 (C)

5. 使用BVM時，其理想的潮氣量約為多少？
(A) 500-600 ml　(B) 800-1000 ml
(C) 200-300 ml　(D) 700-900 ml
解 (A)

6. 有關急救呼吸（Rescue breathing）之提供次數（病人已有ROSC），下列描述何者錯誤？
(A)已插上氣管內管時，大人為10次／分
(B)已插上氣管內管時，小孩為12 -20次／分
(C)沒有氣管內管，使用袋瓣罩裝置吹氣時小孩為12-20次／分
(D)沒有氣管內管，使用袋瓣罩裝置吹氣時大人為10 -12次／分
解 (B)

7. 經研究證實可以從氣管內管給藥者，下列何者為非？
(A) Lidocaine　(B) Epinephrine
(C) Amiodarone　(D) Naloxone
解 (C)

8. 有關由氣管給藥的描述，下列何者錯誤？
(A)藥物要稀釋為10 ml
(B)所有藥物都建議可以從氣管給藥
(C)劑量為由靜脈給藥的2-2.5倍
(D)給完藥要用BVM擠兩下，協助藥物進入肺部經由微血管吸收
解 (B)
說明：氣管給藥劑量為由靜脈給藥的2-2.5倍，且使用N/S稀釋後倒入氣管內管內再用BVM擠進氣管中，不是所有的藥都可經氣管內管給藥。

9. 簡單型氧氣面罩以6-10 L/min流速給予氧氣，可提供多少濃度？
(A) 80-100%　(B) 20-40%　(C) 40-60%　(D) 60-80%
解 (C)

10. 使用鼻管（nasal cannula）給予氧氣時，當氧氣流量為4 L/min，則所給予的氧氣濃度約為？
(A) 28%　(B) 30%　(C) 32%　(D) 36%
解 (D)

11. 有關鼻咽呼吸道的使用，下列何者不正確？
(A)可用於仍有嘔吐反射的病人
(B)僅可用於昏迷之病人
(C)尺寸選擇為鼻孔至耳垂之長度
(D)顏面創傷或顱底骨折病患應避免使用
解 (B)

12. 你正在處置一位休克及深度昏迷之創傷病人，下列哪一種氣道最適合該病人？
(A)觀察即可，暫不須氣道維持
(B)鼻咽呼吸道（nasopharyngeal airway）
(C)氣管內管（endotracheal tube）
(D)口咽呼吸道（oropharyngeal airway）
解 (C)

13. 在完成心跳停止病人的氣管插管後，經由第一次確認，上腹都聽不到蠕動音，兩邊肺部擴張及呼吸音相同，確認氣管內管位置。當無法偵測到二氧化碳檢查儀之吐氣末期二氧化碳濃度時，此時應採取何種措施？

(A)心跳停止時，肺血流量降低，造成吐氣之二氧化碳濃度降低，即使氣管內管位置正確，亦無法偵測到。故此時改用食道偵測器（esophageal detector device）。

(B)心跳停止時，沒有任何一種偵測儀是具有確定性的，因此，保留原來氣管內管，而且不須再做內管位置之確認動作。

(C)偵測不到吐氣的二氧化碳，通常是由於插管時誤入食道，因此應立即將氣管內管拔除。

(D)如果血紅素飽和度小於95%，就應將氣管內管拔掉。

解 (A)

14. 中年男性氣喘病患，因呼吸衰竭經插管治療後轉大醫院作後續治療。在轉送途中你突然發現血氧濃度下降，病人嘴唇出現發紺現象，以下處置何者為非？

(A)可嘗試用軟抽吸管往氣管內管抽吸，看是否有痰堵塞。

(B)若病人手腳冰冷，可能因為末梢循環不良致血氧偵測錯誤。

(C)應考量氣管內管滑脫，可看管子裡的蒸氣，看胸部起伏，聽診呼吸音等方法再次確認管子的位置。

(D)聽診兩側呼吸音，若其中一邊聽不到，應考慮有氣胸產生。

解 (B)

15. 以下何者須強烈懷疑氣管內管未放置於氣管內？

(A)胃部沒聽到通氣聲，但肺部上下四點有聽到

(B)可看見管子通過聲帶

(C)吐氣末二氧化碳偵測器變成黃色

(D)食道偵測器的球並未膨脹

解 (D)

16. 關於呼吸道的建立，下列何者正確？

(A)氣管內管放置時，病患咽、口腔、氣管三軸線最好排列成一直線，以方便插管。

(B)鼻咽通道的放置簡單安全，但不適合用於意識模糊的病患。

(C)進階呼吸道建立後，壓胸與換氣比仍需維持30：2。

(D)口咽通道適合意識清楚的病患。

解 (A)

17. 有關簡單型面罩，下列何者錯誤？

(A)可有效的提供高濃度的氧氣

(B)建議流速為6-10 L/min，可提供氧氣濃度為35-60%

(C)建議張口呼吸病人使用

(D)不建議氧氣流速低於6 L/min，以避免二氧化碳滯留

解 (A)

18. 有關插管後確認成功置入氣管內管的方法，以下何者為非？

(A)吐氣末二氧化碳監測器（end tidal CO_2 detector）為最準確的方法，若無測得之二氧化碳，則應為誤置入食道所致。

(B)臨床確認方法：包括看著氣管內管通過聲帶，看管子裡的蒸

氣，看胸部起伏，聽診呼吸音等常被使用，唯這些都非絕對可靠的確認方法。

(C)就算在插管時看到氣管內管通過了聲帶處，仍應使用其他輔助儀器（如潮氣末二氧化碳偵測器）來加以確認。

(D)食道偵測器（Esophageal detector device）沒有膨脹，可能為氣管內管誤置入食道，但也可能為正確置入氣管，特別會發生在過胖，懷孕，或有氣喘的病人身上。

解 (A)

19. 下列有關於口咽呼吸道（Oropharyngeal Airways）與鼻咽呼吸道（Nasopharyngeal Airways）的敘述下列何者錯誤？

(A)約有30%病患在放入鼻咽呼吸道後，可能造成呼吸道出血

(B)口咽呼吸道與鼻咽呼吸道可以使用於顱底骨折的外傷病患

(C)口咽呼吸道只可用於沒有意識與沒有咳嗽反射的病人

(D)由經過訓練的人員放置口咽呼吸道於沒有意識的患者屬於Class IIa

解 (B)

20. 關於呼吸道處置的描述，下列何者正確？

(A)懷疑顱底骨折的外傷病患可使用鼻咽呼吸道（Nasopharyngeal airway）

(B)口咽呼吸道（Oropharyngeal airway）適用於嘔吐反射完整的病患

(C)氣管內管（Endotracheal tube）的氣囊膨脹後可減少胃內容物吸入的風險

(D)心臟休止的病患以袋瓣罩甦醒器（Bag valve mask）給氧時應常規使用環狀軟骨按壓術保護呼吸道暢通

解 (C)

第 9 章

急診醫學實習

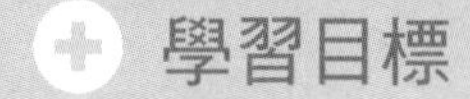

學習目標

- 了解急診實習得重點
- 了解急診實習需評估項目與養成
- 了解輪班工作的內容
- 如何急診交班

前言

傳統上，大多數醫學院會為較為資深的實習醫學生提供臨床急診醫學實習的課程，也有些學校也會提供本校或外校同學選修的機會。急診醫學臨床實習的課程安排，在實習與照顧患者時需參考學生過去所有的臨床經驗與知識，因為在繁忙的急診室進行臨床實習可能會讓人感到望而生畏，在不熟悉的環境中有著不認識的住院醫師、職員、醫護人員等工作人員，甚至可能是一家新醫院，都會增加內心的不安。急診室有時很混亂，常常有許多意想不到的緊急病人就診。急診的專業是在不同於門診和住院病房的環境中運作，而且急診室的的大門永遠不會關閉，患者數量、高度敏銳度和多樣的臨床醫學與病生理學都增加急診醫學實習的挑戰。醫學生、住院醫師和臨床老師的輪班工作也可能會帶來教學上的挑戰。一方面，你與指導老師在臨床上相遇的時間點可能是有限的；另一方面，你的臨床實習的安排通常讓你有機會與許多不同的住院醫師和主治醫師一起工作。每一次輪班都是不同的相遇，並且可以帶來豐富的教學與患者照護的機會。

第一節
實習通則

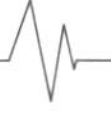

在急診室的實習中，你將有機會在一般醫學住院醫師（PGY）、住院醫師或主治醫師（我們又稱之為臨床老師）的直接監督下，在結構化的急診環境中為患者提供醫療診斷與照顧。與其他臨床學科的轉站實習一樣，你必須了解在臨床實習的局限性。首先，請記住，雖然是由當班的主治醫師負責對患者的治療與最後動向，例如出院或轉院等，但作為「實習醫學生」，你可以在主治醫師或住院醫師的監督之下為患者提供問診、身體檢查，以及與主治醫師或住院醫師討論後續治療的方向，這種程度的自主權也可為自己帶來內在的責任。如果在與患者的任何接觸過程中，覺得你照顧的患者「有感覺異常的狀態或可能有潛在變化」（例如生命徵象異常、呼吸急促、胸痛、腹痛伴隨腹膜炎徵象、精神狀態改變），請立即通知你的學長或老師。此外，某些身體檢查是需要有女性（或男性）醫師或護理師在場的情況下才可進行，例如骨盆腔檢查、直腸檢查、乳房檢查和泌尿生殖系統檢查，或者需露身等具有隱私的情況下，也請鼓起勇氣向一同上班的醫護同仁請求協助，大家都會耐心的與你一起檢查患者。

在急診室的實習期間，會進行了無數次病史詢問和體格檢查（History taking and physical examination, H&PE），通常，執行全面的H&PE可能需要10-20分鐘不等。由於急診醫學的本質是基於主訴（complain-based）而非基於疾病的專業（disease-based），因此大多數患者可以以有針對性的方式來進行評估。將評估重點放在主訴上是急診醫學實踐的基石之一，但這項任務並不像看起來那麼容易，因為H&PE的綜合方法根深蒂固。我們必須了解，通過專注地為患者評估與分析，可以漸漸地提高照顧患者的效率。毫無疑問的，你的急診醫學實習過程會提供無數機會來提高自己的評估技巧與鑑別診斷與分析能力，無論你打算未來從事哪種次專科的工作或職業。

第二節 臨床能力評估

一般而言，在臨床實習過程中，學生所表現的能力都會被老師或學長們評估，其中內容包括有態度、行為、知識和技能。美國醫學院（The American Association of Medical Colleges）對於學生綜合能力需被審查的內容細項規劃到 ACGME 核心能力的框架中，每項核心能力都添加了基本原理，如此一來我們能夠更容易了解我們須表現出能力項目與內容。

一、病人照護（Patient care）

在教師的直接監督下，學生應承擔（非重症患者）患者護理的主要責任，並在監督之下學習開始獨立行動。病人照護的主要責任將有助於培養學生批判性思考的能力，評估學生們的知識和技能，並使學生能夠做出有根據的臨床決策。具體學習目標為：

1. 獲得準確的以問題為中心的病史詢問和體格檢查（H&PE）。
2. 辨識直接危及生命的情況。
3. 患者管理技巧，其中包括制定評估和治療計畫、監測與追蹤對治療反應、制定適當的處置和後續行動計畫（disposition）。
4. 促進健康：
   （1）對患者進行衛生教育，並在必要時提供與患者可能發生的情況的預測。
   （2）教育患者以確保能夠理解對於治療與出院計畫。

二、醫學知識（medical knowledge）

學生應學習各種的鑑別診斷，優先考慮潛在危及生命的情況和疾病的可能性，並展示對基本診斷方式和結果的理解。最重要的是，應該培養對選定條件下風險分層和預測概率的理解。具體學習目標為：

1. 評估未分科患者時進行鑑別診斷：

 （1）根據患者表現和敏銳度考慮診斷的優先可能性。

 （2）列出最壞情況的診斷。

2. 根據鑑別診斷制定診斷計畫。

3. 為具有非特定主訴（undifferentiated complaint）又有特定疾病（specific disease）的患者制定管理計畫。

三、臨床工作中的學習與改善（Practice-based learning and improvement）

基於練習的學習方法可以通過系統性評估患者與照顧患者而得到經驗；應用從醫學文獻的系統評價中獲得的知識，其中包括研究設計和統計方法。具體學習目標為學習有效的使用可靠的的資料來源，包括病歷檢索系統和其他教育資源，優化患者照護並提高他們的知識。

四、人際關係和溝通技巧（Interpersonal and communication skills）

學生是醫療照護團隊的重要組成部分，與患者和其他醫療從業人員的有效溝通對於患者照護至關重要。學生必須展示人際交往和溝通技巧，從而與患者、家庭成員和醫療保健提供者進行有效的溝通和互動。具體學習目標為：

1. 人文素養：

 （1）與患者、家屬和醫療團隊的其他成員進行有效溝通。

 （2）在照顧病人時表現出富有同情心和不帶偏見的態度。

2. 表達技巧：

 （1）以完整、簡潔、有條理的方式呈現案例。

 （2）在會診和住院過程進行有效溝通與聯絡。

五、專業素養（Professionalism）

專業素養應該被視為一種學術美德，而不僅僅是一種預期的行為。學生應該學會在臨床實習期間建立自己的專業精神。具體學習目標為：

1. 職業道德：
   （1）認真、準時、負責。
   （2）在病人照護中表現出誠實和正直。
2. 實踐道德決策。
3. 職業行為：
   （1）對自己照顧的個案負責。
   （2）保持職業形象。
   （3）對個人私人問題（年齡、性別、文化、殘疾等）保持敏感。
   （4）與醫療團隊的其他成員能互助合作。

六、制度下的臨床工作（Systems-based practice）

制度下的臨床工作遠超越了單純的床邊教學，其內容包括了解急診醫學如何與其他從業者、患者以及整個社會的關聯性，比如社會上發生的案件，或者是全世界的流行性疾病等，同時考慮醫療保健成本和醫療保健資源的分配。了解所謂的「系統」，也包括學習倡導患者照護和幫助患者處理系統複雜性相關問題（例如確保適當的後續追蹤與衛教等）的方法，以及如何與醫療照護提供者合作以評估、協調，並改善患者照護。具體學習目標為：

1. 了解何時應將患者適當轉診至急診。
2. 認識從急診室出院的患者安排適當的回診計畫的重要性。
3. 認識到急診醫學在社區中的作用，包括獲得急診護理的內容及其對患者照護的影響。
4. 了解進行的急診相關研究背後的適應症、成本、風險和證據。

第三節
臨床工作內容與時間

根據患者的主訴進行風險評估（最壞情況）鑑別診斷的能力對急診醫師來說至關重要，應該成為所有醫生的實習的一部分。在急診實習中，學生有機會在沒有實驗室數據、X光片或專業的會診建議下，從一開始就評估患者。

在臨床實習中應該意識到，急診室中有些患者可能不需要緊急或立即的治療處置，但其他患者可能需要在做出明確診斷之前立即進行急救。因此，美國急診醫學會針對實習醫學生列出了在急診醫學實習過程中應接觸的緊急情況的清單（表9-1），目的是讓學生能夠：（1）鑑別診斷常見的原因，（2）描述以上病因的典型表現，以及（3）描述初始評估和處理。

表9-1　建議應接觸的病人清單

Abdominal pain 腹痛	Headache 頭痛
Altered mental status 意識改變	Poisoning 中毒
Cardiac arrest 心臟停止	Respiratory distress 呼吸窘迫
Chest pain 胸痛	Shock 休克
Gastrointestinal bleeding 腸胃道出血	Trauma 外傷

資料來源：Manthey, David E. et al. (2010). "Emergency Medicine Clerkship Curriculum: An Update and Revision." *Acad Emerg Med.* 17(6): 638-643.

一、工作時間

在工作時間上，醫學生急診臨床實習，依不同時間包括「白天實習」、「夜間實習」、「overnight實習」，其實習時間與頻次如下：

1. 白天實習（08:00-17:00）
2. 夜間實習（17:00-22:00）
   - ✓ 頻次：每周一次。
   - ✓ 學習目標：學習夜間急診病患的緊急處置及相關疾病：在六大核心能力架構下，經由學員跟著主治醫師學習急診病人之處置，並且有機會接觸與白班不同的疾病型態與病患需求。
3. Overnight實習（22:00 - 08:00）
   - ✓ 頻次：每周一次。
   - ✓ 學習目標：（1）學習於大夜班人力匱乏時災難應變的啟動及人力調度的運用；（2）體會夜間值勤生理週期的改變及精神狀況的調適；（3）大夜班急診突發狀況（急診暴力、街友處理）等醫學法律、倫理實際議題。

第四節
成功實習的秘訣

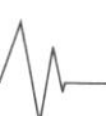

在急診實習有一些小技巧或者稱為生存守則，提拱給大家。

1. 使用你的資源；如果有任何問題，請詢問護理師、住院醫師或主治醫師。
2. 準時進行臨床輪班。
3. 如果有任何困難或需要，儘早尋求幫助。
4. 在與患者和臨床工作同仁的互動中始終保持專業。
5. 永遠保持耐心，提供富有同理心的照顧。
6. 閱讀有趣的案例。
7. 如果你預計有任何日程安排衝突，或有任何疑問，請聯繫現場主管或科部秘書。

第五節
交班

急診醫學實習的另一個特別重要的地方是簽入－簽出（sign in–sign out），也就是交班，代表一個班次結束和下一個班次開始的時間。主治醫師完成輪班後會將任何未完成的患者交班給下一位主治醫師，而即將到來的主治醫生將繼續處理未完成的相關問題，例如待定的測試結果、需要重新評估的患者、需要進行的處置等。作為一名在急診室參與輪換的醫學生，輪班工作可能是一個複雜而令人困惑的時期。大多數醫生都試圖在輪班的最後15分鐘左右解決一些未解決的問題，因此，最好在工作接近尾聲時盡快完成所有與患者相關的任務，特別是如果你的輪班時間與主治醫生的輪班時間一致。以下提供一般準則，以確保在交班過渡時順利轉移患者照顧。

1. 嘗試在輪班結束前完成所有與患者相關的職責。
2. 在輪班結束離開急診室之前，請務必通知主治醫師，這將有助於確保所有與患者相關的問題都已得到解決。
3. 在輪班結束時，除非住院醫師或主治醫師特別指示，否則不要交班給下一位醫學生。
4. 當您開始臨床實習時，評估下一位要看的新患者。

交班的內容上，我們建議可以使用結構化的溝通模式（SBAR）來做好醫護之間的有效溝通。SBAR分別指：Situation：狀況，病人發生了什麼事，也是主訴；Background：背景，病人的臨床背景基礎資料；Assessment：評估，目前的檢查等資料所顯示的問題為何；Recommendation：建議，還需要做些什麼，有哪些治療或處理此問題的建議。如此結構式的交班模式，目的是希望藉由標準化、簡潔、完整清楚、容易明白，以及時提供資訊等的溝通模式，來提升醫療照護的品質，減少醫療失誤，增進病人的安全。

在急診室值班時，可能會看到與自己的個人價值觀點不同的態度行為的患者，此時應該以專業人士的身分處理問題，並且要尊重所有工作人員（例如醫師、護士、專科護理師、書記秘書、工友等）；同樣，也應該期望得到同樣的回報。請記住，在交班過程中，你需要承擔更多的責任，包括與患者和參與他們護理的工作人員進行有效溝通；密切關注患者的需求，如果你覺得患者「變為嚴重或可能有變化」時，請立即與學長或主治醫師接洽。

第六節 SARS-CoV-2與急診實習

在近幾年SARS-CoV-2的流行，減少了醫學生接受臨床急救醫學的接觸量，以為了保護學生免受「高風險」臨床區域的感染。此外，臨床醫生的工作量急劇增加，從而最大限度地減少了他們的教學時間，但這也擴大了急救醫學教育的差距，可能讓醫學生對未來進入臨床環境與就業時準備不足。不幸的是，全世界醫學院對於緊急應變的醫療培訓是一個公認的長期問題，而造成缺乏培訓的部分原因是急診醫學的緊迫性。在急診的患者通常病情危重，延誤治療可能會改變預後條件，而這高風險環境也因此阻止了學生充分參與患者醫療與護理的機會，導致該領域的經驗嚴重缺乏。很明顯的，SARS-CoV-2的大流行加劇了一個已經很嚴重的問題，面對這個問題，需要創新的解決方案，而不是單純只是親身的臨床經驗。另一方面，培養實踐能力，例如確定如何決定優先次序和有效的任務轉換，用來管理患者超負荷或普遍混亂的情況。除了學習如何照顧危重病人外，急診醫學的實習學生還接觸到非醫學技能，如時間管理、衝突解決、團隊合作、監督和提供回饋、領導力、自信和決策的能力。

此外，隨著科技的成熟與進步，在疫情蔓延的期間，有許多另類的學習方式，或許能夠提供大家學習與參考。

一、模擬醫學教育

模擬醫學教育是一種潛在的選擇，過去眾多文獻也顯示可以提高臨床技能、知識以及對在緊急情況下勝任工作的能力的信心。多年以來，不管是醫學生、護理生、臨床醫師、護理師或任何臨床工作者，都是模擬醫學教育的對象。除此之外，已有許多的學校或醫院陸續添購各式各樣先進的模擬假人來強化技能中心之設備，以提升摸擬醫學教育的成效。

模擬是醫學教育的有用工具，但想要達到教育效果的關鍵是具有內涵的情境開發和設計。從教育理論可以知道，模擬醫學教育能以令人難忘的方式教授新課程和技能，提高團隊動力和績效，並練習很少遇到的情況和問題，同時不會給患者帶來風險。然而，沒有一個單一的模擬情境可以很好地完成所有事情，必須透過各式各樣的情境與重複的練習才能達到。模擬器或模擬假人只是一種科技產生的工具，需要使用者的創造力和事前充分的準備才能使其發揮作用。當能夠考慮到各式各樣的條件，包括可用的技術、參與者和匯報資源，以及教學目標和目的、學習者的類型以及理想環境的準備時，教學的成效才能達到最佳成果。

在SARS-CoV-2全球大流行的背景下，醫學生面對患者的教學機會有限，急診醫學中的模擬可以提供顯著的學習效益。在持續的緊急情境訓練，在壓力下表現的信心和知識都能夠顯著增加。因此，對實習醫學生的急診醫學課程的設計中應考慮急診醫學模擬相關課程以彌補SARS-CoV-2期間的臨床經驗累積。

二、360度影片

自2010年代初以來，基於影片的教學一直是醫學教育的成功組成部分。事實上，影片360技術被譽為一種新工具，它提供了傳統影片無法實現的獨特臨場感和沉浸感。沉浸式影片或360度影片使用全向攝像機錄製，可以使用VR的設備或僅使用普遍的智能手機或筆電的純平屏幕進行虛擬現場體驗的可能性，無需專用軟體。可以按照自己的節奏從不同角度、反覆觀看記錄的影片環境，這對急診實習醫學生或臨床從業人員來說是寶貴的經驗。與VR和AR相比，360度影片的使用者無法在場景中移動，或直接與環境中的對象互動，但與傳統影片相比，360度影片錄製的剪輯和後期製作過程耗費大量人力且複雜，需要強大的電腦，卻沒有實際標準可循。360度影片技術與傳統影片相比，學生有較高的參與度，在學習刺激、享受、實用性和對技術本身的興趣等方面都能較有所提升。

由於無法在場景中移動的特性，在影片的製作通常僅使用單個主題或程序為學習目標。項目的情景可以涵蓋心肺復甦、危重患者評估與處置、心臟和呼吸系統緊急情況、創傷、休克和中毒等情境。儘管如此，線上學習永遠無法完全取代動手教學，需要進一步的現場培訓才能正確執行動作，實用技能培訓和隨後的實際操作在急診醫學教育中是不可替代的（例如氣道管理技術、CPR、氣道、呼吸、循環、神經功能和露身評估〔ABCDE〕來評估急診患者等）。

三、eOSCE

客觀結構式臨床技能評估（objective structured clinical examination, OSCE）已經逐漸成為各國醫師執照考試的重要發展方向。主要是用來測試醫學生的病史詢問、身體檢查、醫病溝通與衛教、病情解釋與臨床處理，同時了解學生臨床技能操作之能力。其中以有計畫或結構化的方式評估，並注意檢查的客觀性。OSCE是臨床科學中經常使用的一種臨床檢查方法，例如護理、醫學、牙科、藥學和放射學等學科。

然而，傳統的OSCE有一些缺點，當在學生眾多且沒有足夠時間觀察和記錄學習者表現的學習機構中實施時，幾乎沒有為考官提供適時和個性化回饋的機會。這可能解釋了為什麼大多數學生會延遲收到OSCE的回饋，遲到的回饋會讓大多數學習者感到沮喪，並且常常會對學習過程產生負面影響。此外，當為了匯總學生成績而將數據從紙本轉移到電腦時，也可能會出現其他錯誤。值得注意的是，教育工作者需要許多資源來使用傳統的OSCE方法，其中大部分方法可能難以在更大的學習者群體中進行監督。這個問題在疫情期間尤其人手不足的情況下可能變得更加複雜，因此，需要建立更有效和更有價值的策略來檢查學習者的臨床實踐技能。我們建議，可以通過電腦化或電子標記系統來提高評估和提供定制學生反饋的效率，這樣的系統就是electronic OSCE（eOSCE），其目的在於幫助評估實踐技能的電子電腦化。借助eOSCE，考官可以使用iPad直接記錄他們的評論，從而減少可能的錯誤和考後將數據轉移的電腦的工作量；電子系統化也可以為學生提供來自考官的直接和即時的反饋。基於這種轉變，eOSCE被認為是傳統OSCE的潛在替代者，eOSCE還可以結合黑板、音響等功能和內置評分標準。普遍認為，這種方法將有助於最大限度地減少考試後的工作量，電子系統也可以為學生提供來自考官的直接和即時的回饋。在SARS-CoV-2期間，許多學校都轉向遠程授課和考試，eOSCE也成為一項實用的工具。eOSCE作為傳統替代方案的主要優勢在於速度更快、易於追蹤和重聽、評分時間靈活、通過使用內置規則實現無紙化，以及能夠讓學生同時參加考試。但須注意的是，eOSCE在一定程度上是有限度的，現在尚無法確認是否可以檢查認知、情感和心理方面的領域。

結論

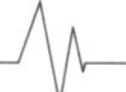

最後，如果你正在考慮從事急診醫學方面的職業，這次臨床實習是一個很好的機會，可以看看我們的專業是否適合您。我們歡迎你與臨床老師和住院醫師交談；或者，如果對任何其他醫學或專科專業感興趣，急診醫學實習也是一個很好的機會，可以讓你接觸到各式各樣的患者，並有機會在直接監督下執行基本問診檢查與治療。最重要的是，享受體驗。

參考文獻

- 2020 American Heart Association Guidelines for Cardiopulmonary Resuscitation and Emergency Cardiovascular Care. https://professional.heart.org/en/science-news/2020-aha-guidelines-for-cpr-and-ecc
- Cone, David C., Jane H. Brice, Theodore R. Delbridge and J. Brent Myers (2021). *Emergency Medical Services: Clinical Practice and Systems Oversight.* New York: Wiley.
- Laan, Roland F. J. M., Ron R. M. Leunissen and C. L. A. van Herwaarden (2010). "The 2009 Framework for Undergraduate Medical Education in the Netherlands." *GMS Z Med Ausbild.* 27(2): Doc35
- Mackway-Jones, Kevin, Janet Marsden and Jill Windle (2013). *Emergency Triage: Manchester Triage Group*, 3rd edition. New York: Wiley Blackwell.
- Panchal, Ashish R. et al. (2020). "2020 American Heart Association Guidelines for Cardiopulmonary Resuscitation and Emergency Cardiovascular Care, Part 3: Adult Basic and Advanced Life Support." *Circulation* 142(16): S366-S468.
- Sanders, Mick J., Kim McKenna, Lawrence M. Lewis, Gary Quick. 2014. Mosby's Paramedic Textbook, fourth ediction. Massachusetts: Jones & Bartlett Learning: Massachusetts.

- 《救護技術員管理辦法》，全國法規資料庫，發布日期：民國 97 年 07 月 29 日，網址：https://law.moj.gov.tw/LawClass/LawAll.aspx?pcode=L0020141&kw=%e6%95%91%e8%ad%b7%e6%8a%80%e8%a1%93%e5%93%a1%e7%ae%a1%e7%90%86%e8%be%a6%e6%b3%95
- 《緊急醫療救護法》，全國法規資料庫，修正日期：民國 102 年 1 月 16 日，網址：https://law.moj.gov.tw/LawClass/LawAll.aspx?pcode=L0020045&kw=%e7%b7%8a%e6%80%a5%e9%86%ab%e7%99%82%e6%95%91%e8%ad%b7%e6%b3%95
- 中華民國工業安全衛生協會編（2022）。《急救人員職業安全衛生教育訓練教材》。台北：中華民國工業安全衛生協會。
- 中華急救教育推廣協會，ACLS課程練習題，2022年8月16日修訂，網址：https://www.cemea.org.tw/download_list?tid=1&page=1
- 內政部消防署（2016）。「教學用緊急醫療救護單項技術操作規範」，2021年4月29日修訂，消防法令查詢系統，網址：https://law.nfa.gov.tw/mobile/law.aspx?LSID=FL089973
- 王國新（2015）。《急診醫學》，第2版。台北：五南。
- 邱曉彥、陳麗琴、林琇珠、桑穎穎、康巧娟、邱艷芬（2008）。〈臺灣急診檢傷新趨勢——五級檢傷分類系統〉，《護理雜誌》，55卷3期，頁87 - 91。
- 胡勝川等（2021）。《ACLS精華》，第六版。台北：金名。

- 廖訓禎（2016）。《緊急醫療救護單項技術操作規範暨救護流程教材》，第三版。台北：台灣緊急醫療救護訓練協會、台灣急診專科醫師醫學會。
- 廖訓禎（2018）。《中級救護技術員訓練教材》。新北：內政部消防署。
- 衛生福利部，「民眾版心肺復甦術參考指引摘要表」，2021年4月23日修訂，網址：https://dep.mohw.gov.tw/DOMA/cp-2710-7586-106.html
- 衛生福利部醫事司（2017），「公告急診五級檢傷分類基準」，網址：https://dep.mohw.gov.tw/DOMA/lp-5037-106.html

本書經成大出版社出版委員會審查通過

急診醫學入門

著　　者 | 徐祥清

發 行 人　蘇芳慶
發 行 所　財團法人成大研究發展基金會
出 版 者　成大出版社
總 編 輯　徐珊惠
執行編輯　吳儀君
地　　址　70101台南市東區大學路1號
電　　話　886-6-2082330
傳　　真　886-6-2089303
網　　址　http://ccmc.web2.ncku.edu.tw

排　　版　菩薩蠻數位文化有限公司
印　　製　方振添印刷有限公司
初版一刷　2023年8月
定　　價　350 元
I S B N　978-986-5635-91-6

政府出版品展售處
・國家書店松江門市
10485台北市松江路209號1樓
886-2-25180207
・五南文化廣場台中總店
40354台中市西區台灣大道二段85號
886-4-22260330

國家圖書館出版品預行編目（CIP）資料

急診醫學入門/徐祥清著. -- 初版. -- 臺南市：成大出版社出版：財團法人成大研究發展基金會發行, 2023.08

面；　公分

ISBN　978-986-5635-91-6（平裝）

1. CST: 急診醫學

415.22　　112011455